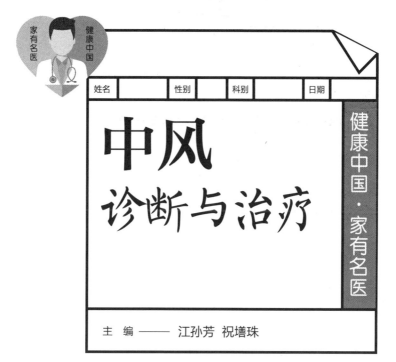

健康中国·家有名医

姓名　　　　性别　　科别　　　日期

中风
诊断与治疗

主　编 —— 江孙芳　祝墡珠

上海科学技术文献出版社
Shanghai Scientific and Technological Literature Press

图书在版编目（CIP）数据

中风诊断与治疗 / 江孙芳，祝墡珠主编 . —上海：上海科学技术文献出版社，2020（2022.6重印）

（健康中国·家有名医丛书）

ISBN 978-7-5439-8111-9

Ⅰ . ①中… Ⅱ . ①江…②祝… Ⅲ . ①中风—诊疗—普及读物 Ⅳ . ① R743.3-49

中国版本图书馆 CIP 数据核字 (2020) 第 053952 号

策划编辑：张 树
责任编辑：付婷婷 张亚妮
封面设计：樱 桃

中风诊断与治疗
ZHONGFENG ZHENDUAN YU ZHILIAO
主编 江孙芳 祝墡珠
出版发行：上海科学技术文献出版社
地 址：上海市长乐路 746 号
邮政编码：200040
经 销：全国新华书店
印 刷：常熟市人民印刷有限公司
开 本：650×900 1/16
印 张：13.25
字 数：137 000
版 次：2020 年 7 月第 1 版 2022 年 6 月第 2 次印刷
书 号：ISBN 978-7-5439-8111-9
定 价：30.00 元
http://www.sstlp.com

"健康中国·家有名医"丛书总主编简介

王 韬

同济大学附属东方医院主任医师、教授、博士生导师，兼任上海交通大学媒体与传播学院健康与医学传播研究中心主任。创立了"达医晓护"医学传播智库和"智慧医典"健康教育大数据平台；提出了"医学传播学"的学科构想并成立"中国医学传播学教学联盟"。任中国科普作家协会医学科普创作专委会主任委员、应急安全与减灾科普专委会常务副主任委员、中华预防医学会灾难预防医学分会秘书长。全国创新争先奖、国家科技进步奖二等奖、上海市科技进步奖一等奖、中国科协"十大科学传播人物"获得者。"新冠"疫情期间担任赴武汉国家紧急医学救援队（上海）副领队。

李校堃

微生物与生物技术药学专家，中国工程院院士，教授、博士生导师，温州医科大学党委副书记、校长、药学学科带头人，基因工程药物国家工程研究中心首席专家。于1992年毕业于白求恩医科大学，1996年获中山医科大学医学博士学位。2005年入选教育部新世纪优秀人才，2008年受聘为教育部"长江学者奖励计划"特聘教授，2014年入选"万人计划"第一批教学名师。长期致力于以成纤维细胞生长因子为代表的基因工程蛋白药物的基础研究、工程技术和新药研发、临床应用及转化医学研究，在国际上首次将成纤维细胞生长因子开发为临床药物。先后获得国家技术发明奖二等奖、国家科技进步奖二等奖等，发表论文200余篇。

本书编委会

主　编　江孙芳　　祝墡珠

副主编　周　容

编　者（按姓氏笔画为序）

　　　　刘　瑶　寿　涓　劳力敏　杨　华

总　序

健康是人生最宝贵的财富,然而疾病却是绕不开的话题。2020年中国人民共同经历了一场战"疫",本应美如画卷的春天,被一场突如其来的疫情打破。这让更多人认识到健康的重要性,也激发了全社会健康意识的觉醒。

现代社会快节奏和高强度的生活方式,使我们常常处于亚健康状态。美食诱惑、运动不足、嗜好烟酒,往往导致肥胖,诱发高血压、高血脂、高血糖、高尿酸乃至冠心病、脑卒中,甚至损伤肺功能,造成肾功能衰退,而久病卧床又会造成肺炎、压疮、下肢血管栓塞等衍生疾病……凡此种种,严重影响人们的健康生活。

"经济要发展,健康要上去"是每个老百姓的追求,健康是人们最具普遍意义的美好生活需要。鉴于此,上海科学技术文献出版社策划出版了"健康中国·家有名医"丛书。丛书作者多为上海各三甲医院临床一线专科医生,遴选临床常见病、多发病,为广大读者提供一套随时可以查阅的医学科普读物。

如今,在国内抗"疫"获得阶段性胜利的情况下,全国各地逐渐复工复产,医务人员和出版人也在用自己的实际行动响应政府号召。上海科学技术文献出版社精心打造的这套丛书,为全社会健康保驾护航,让大众在疫情后期更加关注基础疾病的治疗,提高机体免疫力,在这场战"疫"取得全面胜利的道路上多占

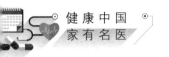

得一些先机,也希望人们可以早日恢复健康生活。

　　本丛书秉承上海科学技术文献出版社曾经出版的"挂号费"丛书理念,作为医学科普读物,为广大读者详细介绍了各类常见疾病发病情况,疾病的预防、治疗,生活中的饮食、调养,疾病之间的关系,治疗的误区,患者的日常注意事项等。其内容新颖、系统、实用,适合患者、患者家属及广大群众阅读,对医生临床实践也具有一定的参考价值。本丛书版式活泼大气、文字舒展,采用一问一答的形式,逻辑严密、条理清晰,方便阅读,也便于读者理解;行文深入浅出,对晦涩难懂的术语采用通俗表达,降低阅读门槛,方便读者获取有效信息,是可以反复阅读、随时查询的家庭读物,宛若一位指掌可取的"家庭医生"。

　　本丛书的创作团队,既是抗"疫"的战士,也是健康生活的大使。作为国家紧急医学救援队的一员,从武汉方舱医院返回上海的第一时间能够看到丛书及时出版,我甚是欣慰。衷心盼望丛书可以让大众更了解疾病、更重视健康、更懂得未病先防,为健康中国事业添砖加瓦。

王 韬

中国科普作家协会医学科普创作专委会主任委员

赴武汉国家紧急医学救援队(上海)副领队

2020 年 4 月 3 日于上海

目　录

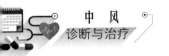

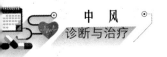

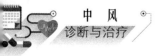

脑卒中的临床表现和诊断

什么是短暂性脑缺血发作 ⊃———

脑卒中，又称中风。是一种脑血液循环突发障碍的急性脑血管疾病。包括缺血性脑卒中(脑梗死)和出血性脑卒中两大类。

短暂性脑缺血发作(transient ischemic attack，TIA)是指反复发作的短暂性脑局部血液供应障碍所致的局限性脑功能障碍。症状突然出现，可以表现为口角㖞斜、口齿不清、一侧肢体瘫痪、感觉障碍等，但这些症状多为一过性，一般持续数分钟至数十分钟，最多不超过 24 小时，可反复发作，但发作后一般不遗留任何后遗症。

本病具有短暂性、可逆性和反复发作的特点，通常被称为"小中风"，是一种相对较轻型的脑血管疾病。短暂性脑缺血发作虽然一般不留有后遗症，却是脑卒中的重要危险因素和预警信号，多次反复发作往往意味着大的脑卒中即将来临，因此需要引起患者的警惕。

什么原因会引起短暂性脑缺血发作 ⊃———

引起短暂性脑缺血发作的原因很多，主要有以下几个方面，

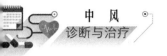

部分患者可能存在两种或多种相关因素合并作用。

（1）微栓子形成：微栓子主要来自颈部的大血管，特别是颈内动脉分叉处的动脉粥样硬化斑块，也可来自心脏及其发出的大血管。某些心脏疾病如心脏瓣膜病、房颤、感染性心内膜炎、心肌炎等情况下也可产生微栓子进入颅内而导致血管阻塞，引起短暂性脑缺血发作。

（2）颅内动脉痉挛：由于某些原因如局部血管损伤、微栓子的刺激、蛛网膜下隙出血等，可引起局限性脑血管痉挛，而导致脑组织缺血、缺氧，从而产生相应的临床表现。

（3）血流动力学改变：如果患者原有某一动脉严重狭窄或闭塞，平时靠侧支循环尚可维持此处血液供应，一旦出现血压下降、脑血流量减少，就可能发生一过性缺血症状。

（4）其他疾病：如颈椎病变、颈动脉外伤、颅内动脉炎、血黏度增高、血液高凝状态也可能与短暂性脑缺血发作有关。

短暂性脑缺血发作有哪些临床表现

（1）发病突然：短暂性脑缺血发作患者临床上多表现为突然出现的肢体瘫痪、麻木等症状，部分患者在数秒内症状即达到高峰。

（2）持续时间短暂：每次发作持续时间较短，多在数分钟至数十分钟内恢复正常，部分患者甚至仅持续几秒。一般持续时间不超过 24 小时，发作间歇期无任何神经系统症状。

（3）反复发作：短暂性脑缺血发作常反复发作，多则一天内发作数次，少则数周、数月甚至几年才发作一次。对于反复发作的患者，其每次发作症状一般相对恒定。

（4）临床症状不一：短暂性脑缺血发作的临床症状根据累及部位不同，可以有各种不同表现。根据临床表现可将短暂性脑缺血发作分为颈内动脉系统 TIA 和椎-基底动脉系统 TIA 两类。

颈内动脉系统 TIA 相对比较多见，颈内动脉系统供血范围包括大脑半球前 3/5、眼部及部分间脑，其中大脑中动脉是颈内动脉的延续，因此其主要表现为大脑半球和眼部缺血的症状。常见症状有：①一过性的偏身瘫痪或无力，有时仅表现为单个肢体无力，多出现在肢体的远端部位，部分患者可伴有口角歪斜、吐字不清等表现。②一过性偏身感觉减退或麻木，有时也仅为单个肢体的感觉障碍。③一过性的单眼失明或黑蒙，其中眼动脉交叉瘫（一过性单眼黑蒙及对侧上、下肢体无力）是颈内动脉 TIA 的特征性表现。④一过性的双眼同向性偏盲，即突然两个眼睛看不清左侧或右侧半个视野内的物体。⑤主侧半球受累常出现一过性失语，即突然不会用语言表达自己的想法，或不能理解他人的语言。⑥少数患者还会有精神障碍、人格障碍和情感障碍等表现。

椎-基底动脉系统 TIA 表现为脑干、小脑、大脑枕叶及内耳的症状，常见症状有：①发作性眩晕，发作时感觉视物旋转，不敢睁眼，但多数不伴有耳鸣。②一过性复视，即把一个物体看成两个，主要是由于控制眼球活动的肌肉麻痹所致。③一过性的构

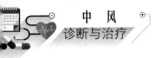

音障碍,发作时虽能发音,但吐字不清,难以听懂。④一过性吞咽困难,常伴有饮水或吃东西呛咳、声音嘶哑等表现。⑤发作性共济失调,即人体协调性减弱,发作时常有走路不稳、手取物不准等。⑥跌倒发作,即发作时患者意识清楚,因突然出现的双下肢无力而软瘫在地。通常跌倒时患者神志清楚,并能自己重新站起来。多因椎动脉供血不足引起脑干下行网状系统缺血所致。⑦一过性交叉性瘫痪,即头面部的肌肉麻痹或感觉障碍与肢体瘫痪不在同一侧。若右侧面肌麻痹,则多伴有左侧肢体的瘫痪和麻木。⑧部分患者还会有短暂性全面遗忘,即突然发生的、持续数分钟至数十分钟的记忆障碍,是由于大脑后动脉缺血累及颞叶内侧和海马所致。

短暂性脑缺血发作需要做哪些检查

(1) 血液检查:血常规、血糖、血脂、凝血功能等,主要是了解患者有无相关危险因素。

(2) 头颅计算机体层摄影(computerized tomography, CT)和头颅磁共振成像(magnetic resonance imaging, MRI):头颅CT及MRI检查一般无明显异常,部分患者可见脑内有小的梗死灶或缺血灶。主要用于除外其他与短暂性脑缺血发作表现类似的颅内疾病。

(3) 超声检查:颈动脉超声可以作为TIA的基本检查手段,通过颈动脉超声常常可以发现动脉粥样硬化斑块。经颅多普勒超声(color Doppler ultrasonography, CDS)可以发现颈动脉及颈内动脉的狭窄、动脉粥样硬化和血流异常,对频繁发作的患者可以通过CDS进行微栓子监测。超声心动图和经食管超声心动图可发现心房附壁血栓、二尖瓣赘生物及主动脉弓动脉粥样硬化等多种心源性栓子来源,其中经食管超声的敏感性和准确性更高。

(4)数字减影血管造影(digital substraction angiography, DSA):通过血管造影可以发现较大动脉血管壁或管腔内存在的动脉粥样硬化斑块、管腔狭窄甚至闭塞等病变,是评估颅内外动脉血管病变最准确的诊断方法,但DSA为有创性检查,操作具有一定风险,一般不作为常规检查手段。

短暂性脑缺血是即将发生脑卒中的危险警报吗

短暂性脑缺血发作一般都能在短时间内恢复,而且不会产生后遗症,很多患者以为只是虚惊一场。但短暂性脑缺血发作常常是脑卒中的先兆,若任其发展,约有1/3的患者会在数年内发生脑梗死。而且一般来说,发作次数越频繁,发作持续时间越长,则其发生脑卒中的可能性越大。因此,对于中老年人,特别是有动脉粥样硬化、高血压、高血脂、心脏病、糖尿病、颈部或锁骨下动脉杂音、无脉症、血压过高或过低、血液流变学异常等脑血管病危险因素的患者,如出现上述临床表现,特别是近期内频繁发作者,应予以高度警惕。

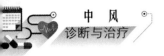

发生短暂性脑缺血该怎么办

对于发生短暂性脑缺血发作的患者,在发病早期就应给予积极治疗,避免脑缺血进一步发展。而在发作间期,患者首先需在思想上对该病引起足够的重视,一旦再次出现类似肢体麻木、言语不清、眼前发黑等症状,应及时就诊,在医生的指导下进行检查及治疗。同时注意每次症状的持续时间及间隔时间的长短是否有变化。在平时生活中,需注意自我保健,适当进行体育锻炼。在饮食上应注意营养的合理搭配,切勿暴饮暴食。对有高血压、糖尿病、高血脂等慢性疾病的患者,应在医生指导下进行治疗,控制血糖、血压等指标在正常范围,避免过高或过低。

什么是脑血栓形成

脑血栓形成是指在脑血管本身病变基础上,血液中血小板、纤维蛋白等有形成分凝集于血管腔内形成血栓,造成管腔狭窄或闭塞,并导致该动脉所供应的脑组织发生缺血、变性甚至坏死,从而出现相应的神经系统受损表现。90%的脑血栓形成是在脑动脉粥样硬化的基础上发生的,因而也常称为动脉粥样硬化性脑血栓形成。这是发病率最高的一种缺血性脑血管疾病,占所有脑卒中患者的70%~80%。

脑血栓是怎么形成的

引起脑血栓形成主要有三方面的因素。

（1）动脉管壁病变：以动脉粥样硬化最为常见，其他病变包括高血压伴发的脑小动脉硬化、血管炎、夹层动脉瘤等。动脉粥样硬化斑块一旦发生破裂，血液中的血小板、纤维蛋白等成分就会附着于受损的内膜上，形成动脉管壁血栓，并通过一系列反应，使红细胞进一步在此黏聚，血栓越来越大，最后完全阻塞血管。

（2）血液成分改变、血液凝固性增高和（或）血液流变学异常：血液成分改变如真性红细胞增多、血小板增多症、高脂血症、高蛋白血症等可使血液凝固性增高，促进血栓形成。而血液流变学异常如湍流、涡流等会使血管壁所受压力增大，易造成内膜损伤、脱落，也有利于血管壁血栓形成。

（3）血流动力学异常：当血压下降、脱水、严重的心律失常或心功能不全时，可导致血流缓慢，脑血流量减少，易导致血栓形成。

脑血栓形成的临床表现有什么特点

脑血栓形成一般好发于 60 岁以上的老人，多数患者有高

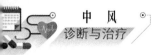

血压、糖尿病、高脂血症等脑血管病危险因素,或有其他脏器动脉粥样硬化表现,常在安静或休息状态下发病,有些甚至在睡梦中发病,醒来时才发现有肢体瘫痪、言语不清、感觉障碍等表现,这种发病特征往往是由于夜间血压偏低、血流速度较慢造成的。

脑血栓形成的症状一般在几小时或更长时间内逐渐加重,部分患者发病前可有头晕、头痛、乏力等前驱症状,多数典型病例在1～3天内达到高峰,之后随着脑部侧支循环的建立,梗死区周围水肿消退,症状可逐渐减轻。

脑血栓形成可发生于颈内动脉、大脑中动脉、大脑前动脉、椎动脉及基底动脉等脑动脉的任何分支,其临床表现主要取决于梗死灶的部位、大小及侧支循环的完善程度。

(1) 大脑中动脉闭塞会产生如下表现:①病灶对侧面部、上肢和下肢瘫痪,大多数患者上肢瘫痪较重,而下肢瘫痪较轻,但若为大脑中动脉主干闭塞,则上下肢瘫痪程度基本相同。部分患者可伴有口角歪斜、伸舌偏斜等表现。②病灶对侧偏身感觉障碍,感觉障碍分布范围多与瘫痪部位一致。③双眼同向性偏盲,即表现为双眼看不到病灶对侧半个视野内的物体。④主侧半球受累尚伴有失语、失算、失读、失写等障碍。失语可分为运动性失语(不能用语言表达自己的意志)和感觉性失语(听不懂别人说的话),部分患者两者兼有。

(2) 颈内动脉闭塞患者的症状有时与大脑中动脉闭塞类似,也可有肢体瘫痪、感觉障碍、失语等表现。同时颈内动脉有一分支为眼动脉,主要供应眼部血流,因此,颈内动脉闭塞时可出现病灶侧单眼失明。同时,若颈内动脉主干严重狭窄或闭塞,可使一侧大脑半球缺血导致严重脑水肿,表现为病灶同侧眼裂变小,瞳孔散大,病灶对侧上下肢瘫痪,患者处于深度昏迷,呼吸障碍,如不及时抢救则于短时间内死亡。

(3) 大脑前动脉血栓形成相对少见,除表现为病灶对侧上下肢瘫痪和感觉障碍外,还可出现精神症状及大小便失禁。脉络膜前动脉血栓出现对侧偏瘫较轻,而对侧深浅感觉障碍及对侧偏盲持续时间较长。而大脑后动脉血栓形成可出现急性记忆缺失、视野缺失、自发性疼痛及共济失调等多种表现。

(4) 椎基底动脉闭塞时可有如下临床表现:①眩晕、视物旋转是椎基底动脉闭塞最常见的表现,患者自觉眼前物体晃动、旋转,或觉得自己的身体摆动、旋转,常伴有恶心、呕吐、心悸等表现。②视力障碍,可表现为同时出现的双眼失明或视野缺失。③复视,患者双眼看同一物体时,会将一个看成两个,这是由于控制眼球的肌肉麻痹造成的。④吞咽困难,吞咽乏力,常伴有吃东西或喝水时呛咳,并可有言语不清等表现。⑤面部感觉障碍,可以是一侧或双侧面部感觉减退或消失。⑥共济失调,可表现为走路及站立不稳、步态蹒跚、手取物不准等。⑦肢体瘫痪及感觉障碍,主要呈交叉性瘫痪,即头面部肌肉瘫痪在一侧,肢体的瘫痪在另一侧,而颈内动脉缺血时,头面部和肢体的瘫痪在同一侧。感觉障碍的范围一般与肢体瘫痪一致。⑧重症患者可出现四肢瘫痪、瞳孔缩小、昏迷、高热、急性肺水肿、心肌缺血等表现,病情常迅速恶化,大多数在短期内死亡。

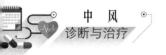
脑血栓形成需要做哪些检查

脑血栓形成的诊断主要依靠临床表现,特别是对于那些有高血压、高血脂、糖尿病等高危因素的人群,如果突然出现肢体瘫痪、感觉障碍、失语、偏盲等局限性神经功能缺失症状并持续24小时以上,应当考虑脑血栓形成可能。同时,一些辅助检查也能对诊断提供帮助。

(1) 血液检查:血常规、血糖、电解质、肝肾功能、凝血功能等。

(2) 头颅计算机断层扫描(CT):多数脑血栓形成患者发病24小时内头颅CT可不显示任何改变,24~48小时后渐显示与闭塞血管供血区一致的低密度梗死灶,同时还可明确病灶周围的水肿情况。但头颅CT检查不能发现相对较小的病灶,特别是位于小脑和脑干的梗死灶。另外,头颅CT有助于鉴别脑出血和非血管性病变(如脑肿瘤)。

(3) 头颅磁共振成像(MRI):头颅MRI在梗死后数小时内即可发生改变,与CT相比MRI能更早地显示病灶,同时还能清晰显示小病灶和后颅凹部位病灶,病灶检出率高。目前各种新的检测方法也在不断应用于MRI检查,包括:①弥散加权成像(diffusion weighted imaging, DWI),可以显示早期缺血组织的大小、部位,甚至能显示皮质下、脑干和小脑的小梗死灶;②灌注加权成像(perfusion weighted imaging, PWI),是静脉注射顺磁性造影剂后显示脑组织相对血流动力学改变的成像。

（4）经颅多普勒超声（CDS）：可以发现颈动脉及颈内动脉的狭窄、动脉粥样硬化或血栓形成等病变。

（5）数字减影血管造影（DSA）：DSA 能够最直观地了解血管狭窄或闭塞的部位、程度，同时还可发现动脉炎、动脉瘤及血管畸形等血管病变。但 DSA 为有创检查，具有一定风险，同时因其费用较高，一般不作为脑血栓形成的常规检查手段。

（6）脑脊液检查：脑脊液压力、常规、生化等检查一般正常，大面积梗死时压力可增高，出血性梗死时脑脊液中可发现红细胞。一般若通过影像学检查已确诊为脑梗死，则不必做脑脊液检查。

（7）其他：如单光子发射计算机断层成像术（single-photon emission computerized tomography，SPECT）能早期显示脑梗死的部位、程度和局部血流改变；正电子发射断层成像（positron emission tomography，PET）能显示脑梗死灶的局部脑血流、氧代谢及葡萄糖代谢等，但费用相对昂贵。

什么是脑栓塞 ⊃

脑栓塞是指来自身体其他部分的各种栓子沿血液循环进入颅内动脉系统，造成局部的血流阻塞，引起相应的脑组织缺血、缺氧、坏死。各种不溶解于血液中的固体、液体或气体，如血凝块、脂肪滴、空气等均可成为栓子。

人脑的血液供应丰富，成人脑血流量约占心输出量的 20%，

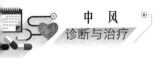

同时由于脑组织对缺血敏感,使得脑部的栓塞多于其他部位,脑栓塞发病率可占全身动脉栓塞的50%左右。据推测来自心脏的第一个栓子几乎90%停驻在脑部。脑栓塞常常是全身动脉栓塞性疾病的最初表现,而只要栓子的来源不消失,脑栓塞就可能反复发生,约2/3脑栓塞的复发发生于首次脑栓塞后的1年内。

为什么会有栓子进入脑动脉

　　为什么血液中会出现栓子呢? 栓子的来源有很多,脑栓塞根据栓子来源不同,可分为:①心源性,最为常见,心源性栓子占脑栓塞的60%~80%。如风湿性心瓣膜病,尤其是合并心房颤动时,极易形成血栓黏附在心房壁上,一旦掉落就成为栓子。其他如感染性心内膜炎、心肌梗死、心房黏液瘤、心脏手术、先天性心脏病等亦可成为栓子来源。②非心源性,包括动脉粥样硬化斑块脱落、肺静脉血栓或血凝块、骨折或手术时的脂肪栓和气栓、血管内治疗时的血凝块、癌细胞、寄生虫及虫卵等。其他如肺部感染、败血症以及由肾病综合征所致的高凝状态亦可引起脑栓塞。③来源不明,约30%脑栓塞不能确定栓子来源。

　　脑栓塞和脑血栓形成均属于缺血性脑梗死,因此脑栓塞的病理改变与脑血栓形成基本相同,但由于栓子常多发且易破碎,还可能带有细菌,故脑栓塞常常是多灶性的,可伴发脑炎、脑脓肿、局限性动脉炎和细菌性动脉瘤等表现。如果是脂肪滴或空气栓子引起的脑栓塞可引起脑内多发性小栓塞,寄生虫栓子在栓塞部位可发现虫体或虫卵。同时相对于脑血栓形成，脑栓塞造成出血的概率更高一些，约有 30％的脑栓塞患者合并有出血性脑梗死，其多表现为点状、片状渗血，血肿较少见。

脑栓塞的临床表现有什么特点

脑栓塞的起病年龄不一，若为风湿性心脏病所致，则发病年龄较轻，若为动脉硬化、心肌梗死所导致的脑梗死，则多为中老年人。与脑血栓形成类似，脑栓塞临床上也主要表现为与栓塞动脉供血区的功能相对应的局限性神经缺失症状。脑栓塞累及颈内动脉系统特别是大脑中动脉及其分支较为多见，约占所有栓塞的 80％，临床上可以出现失语、偏瘫、偏身感觉障碍和局限性癫痫发作等，偏瘫多以面部和上肢为重。若栓子进入椎-基底动脉系统，则可表现为眩晕、复视、共济失调、四肢瘫痪、发音及吞咽困难等。

脑栓塞有以下临床特征。

（1）起病急骤：在各类脑血管疾病中以脑栓塞发病最快、最突然，发作前多无任何前驱症状，在数秒至数分钟内出现偏瘫、失语、一过性意识丧失、抽搐发作等症状。同时脑栓塞患者的症状多在起病后迅速达到顶峰，不再加重或恶化，而不像脑血栓形成一样在数小时或几天内进行性发展。仅少数患者在发病后几天内病情加重，这可能与反复栓塞或脑水肿加剧等原因有关。

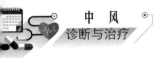

（2）发病年龄：任何年龄均可发病，多在活动时突然发病。风湿性心脏病所致者年龄相对较轻，动脉粥样硬化、冠心病、心肌梗死引起者则多见于老年人。

（3）临床表现：脑部症状多数表现为颈内动脉系统，特别是大脑中动脉系统闭塞症状，如偏瘫、失语、偏盲、局限性癫痫发作或偏身感觉障碍。少量的空气栓塞，症状可在短时间内完全消失。但如果栓子阻塞大血管、颅内多发性栓塞、出血性栓塞或伴有严重脑水肿时，则除了脑局部功能受损外，还可出现昏迷、高热、全身抽搐等表现，甚至死亡。

（4）其他症状：多数人在发病时有心脏病、动脉粥样硬化等原发疾病的病史、症状或体征。若合并有全身其他部位栓塞如肺栓塞、肠系膜动脉栓塞等，则可出现胸痛、咯血、呼吸困难、皮肤瘀点、急腹症等症状。

（5）后遗症：多数患者会遗留有不同程度的运动、感觉、言语和智能障碍等后遗症。同时如果栓子来源未消除，脑栓塞可反复发作。

脑栓塞需要做哪些检查

脑栓塞的诊断首先还是依据临床表现，如果患者有栓子来源的原发疾病或者有其他部位栓塞证据，此次出现突发的偏瘫、失语、偏身感觉障碍等表现，则首先应该考虑脑栓塞的可能。

（1）脑脊液检查：一般脑脊液压力正常，出血性梗死患者脑脊液可呈血性或在显微镜下可发现红细胞；若为细菌性栓子形成的脑栓塞，则脑脊液白细胞可明显增高；脂肪栓塞者脑脊液可见脂肪球。

（2）超声检查：超声心动图检查有助于证实心源性栓子的存在。颈动脉彩超可评价颈动脉管腔狭窄、血流及颈动脉斑块等，对颈动脉源性脑栓塞有提示意义。经颅多普勒超声（CDS）还可以对微栓子进行监测。

（3）头颅 CT：与脑血栓形成一样，多数脑栓塞患者在发病 24 小时内头颅 CT 可以没有明显改变。但若为出血性梗死，则可以早期发现高密度出血影，而且出现出血性梗死更支持脑栓塞的诊断。如果诊断为脑栓塞，在发病 2～3 天时应复查头颅 CT 以便早期发现继发性梗死后出血。

（4）头颅 MRI：头颅 MRI 在梗死后数小时内即可发生改变，与 CT 相比 MRI 能更早显示病灶。

（5）数字减影血管造影（DSA）：可以显示闭塞血管的部位及栓子与动脉粥样硬化斑块的影像，但因其为有创检查，一般不作为常规检查手段。

什么是脑出血

脑实质内的出血称为脑出血，引起脑出血的病因有很多，一般可分为创伤性和非创伤性两大类。通常我们所说的脑出血是

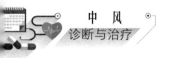

指原发于脑实质内的、非创伤性的出血,脑出血占全部脑卒中的20%左右,是病死率和致残率极高的一种疾病。脑出血有80%左右发生于大脑半球,其余20%发生于脑干和小脑。

为什么会发生脑出血

高血压是脑出血最常见的原因,大多数脑出血是在高血压病所导致的脑小动脉病变的基础上产生的,长期高血压可以引起脑内小动脉透明变性、纤维素样坏死及微小动脉瘤形成,一旦血压突然升高,这些微小动脉瘤就可能破裂而导致脑出血。

正常动脉可承受600 mmHg以上的压力而不致破裂,但与其他部位的动脉相比,脑动脉的管壁较薄,中层的肌细胞及外膜结缔组织均少,且缺乏外弹力层。在长期高血压情况下小动脉发生硬化,一些经常承受高压的部位,如供应深部脑组织的穿通支,特别是大脑中动脉发出的豆纹动脉,因与主干呈直角分出而承受较大的压力冲击,容易形成微动脉瘤。在这些病变的基础上,如果患者因情绪激动或体力活动增强的原因,血压突然升高,超出血管的承受能力,即可引起血管破裂而发生脑出血。豆纹动脉供应的脑基底核区是脑出血最好发的部位。动脉粥样硬化有的也可波及小动脉,使管壁变形,动脉周围组织缺血、坏死,在血压升高时可破裂出血。其他引起脑出血的原因包括脑血管畸形、脑肿瘤血管破裂、动脉炎等。

脑出血的临床表现有什么特点 ⟲

脑出血好发于50～70岁的中老年人,男性略多见,多有高血压病史。大多数病例发病前无预兆,常在情绪激动、活动用力时突然起病,病情进展迅速,症状多于数分钟至数小时内达到顶峰。临床表现主要取决于出血部位和出血量。一般发病时常突然感到头部剧烈疼痛,伴恶心、呕吐,严重者合并有胃肠道出血而呕吐物呈咖啡色。部分重症患者可在发病后数分钟内出现意识模糊或者昏迷,严重者可危及生命。

绝大多数的高血压性脑出血发生于脑部的基底核区域,占脑出血的70%～80%,另有20%左右的脑出血原发于脑干和小脑。脑出血时血液可破入脑室或蛛网膜下隙。急性期血肿周围的脑组织水肿明显,可使大脑半球体积增大,向对侧移位形成脑疝并压迫脑干,常为脑出血致死的直接原因。

脑出血根据出血部位不同,而有以下不同临床表现。

(1) 基底核区出血:基底核区出血约占全部脑出血的70%,同时由于出血常常累及内囊,故又称为内囊区出血。内囊出血主要表现为对侧偏身瘫痪、偏身感觉障碍及偏盲,即"三偏症状"。若出血量较大则可伴有头痛、呕吐甚至意识障碍。如果出血影响到丘脑,则除了感觉、运动障碍外,还可能出现情感障碍、失语、视听幻觉以及定向力、计算力、记忆障碍等表现。

(2) 脑桥出血:占脑出血的10%左右。脑桥是很多大脑皮质

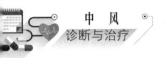
的神经纤维传至脊髓的必经之路,因此轻微的损伤就有可能产生严重的后果。少量出血影响一侧脑桥可表现为交叉性瘫痪,即出血侧面部瘫痪和对侧上下肢瘫痪。如出血迅速波及双侧脑桥,则出现双侧面部和肢体均瘫痪。同时脑桥出血如果影响下丘脑体温调节中枢,则可能出现持续高热状态。若脑干呼吸中枢受影响,则患者可在早期出现呼吸困难。因此,一旦出现脑桥大量出血,患者就可能迅速进入昏迷,伴有高热、瞳孔缩小、呼吸障碍、四肢瘫痪等表现,多于48小时内死亡。

(3)小脑出血:约占脑出血的10%。小脑出血一般不会导致肢体瘫痪,而以枕部头痛、眩晕、呕吐以及平衡障碍等为主要表现。但若出血量较大压迫脑干,也可能出现肢体瘫痪、感觉麻痹等表现,严重者甚至可能出现昏迷,并在数小时内死亡。

(4)脑叶出血:脑叶出血约占脑出血的10%,脑叶出血的原因多为动静脉畸形、血管淀粉样变以及肿瘤等。脑叶出血除了头痛、呕吐等症状外,主要表现为出血脑叶的局灶定位症状,如额叶出血主要表现为肢体瘫痪、失语等;颞叶出血可出现精神症状;顶叶出血可有偏身感觉障碍、空间构象障碍;枕叶出血可有视野缺失、昏迷,意识障碍较其他部位出血少见。部分患者出血进入邻近的蛛网膜下隙,可有头痛、呕吐、颈项强直等表现。

(5)脑室出血:占脑出血的3%～5%。单纯的脑室出血主要表现为头痛、呕吐等症状,一般没有意识障碍以及瘫痪等表现,预后较好,大多数患者可完全恢复。但若出现脑室内大量出血,则可迅速出现昏迷、频繁呕吐、四肢瘫痪、瞳孔缩小等,病情较重,多迅速死亡。

（6）中脑出血：相对较为少见，少量出血可表现为患侧眼球活动障碍伴对侧偏瘫，如出血量大则可能出现双侧面瘫、四肢瘫痪、意识障碍，甚至昏迷。

（7）延髓出血：极为少见，因延髓内有重要的心血管及呼吸中枢，一旦出血就可能造成呼吸困难、血压下降等表现，如出血量较多可迅速出现昏迷，严重者可导致死亡。

脑出血需要做哪些检查

（1）脑出血的诊断除了临床表现外，首选头颅 CT 检查，0.5 ml 以上的出血可通过 CT 检查发现，同时头颅 CT 检查即可显示血肿部位、大小、形态，是否破入脑室，是否有脑组织移位，血肿周围是否有水肿带等表现。同时对病情变化者，应进行 CT 动态观察，以了解出血情况。

（2）头颅 MRI 可以发现 CT 检查不能发现的病灶，对脑干和小脑的极少量出血具有独特的诊断价值。同时在病程 4~5 周后，当头颅 CT 不能辨认脑出血时，MRI 就可明确分辨，故头颅 MRI 有助于区别陈旧性脑出血和脑梗死。

（3）数字减影血管造影（DSA）：主要是用于明确脑出血原因，对于既往没有高血压病史的年轻患者，可以考虑通过血管造影查明病因，预防复发。

（4）脑脊液检查：一般表现为脑脊液呈均匀血性，压力增高。但脑出血时行脑脊液检查有诱发脑疝可能，如临床诊断明

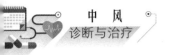

确,可不做脑脊液检查,特别是怀疑小脑出血时应禁止行脑脊液检查。

什么是蛛网膜下隙出血

蛛网膜下隙出血是由多种病因所致脑底部或脑及脊髓表面血管破裂的急性出血性脑血管病,血液直接流入蛛网膜下隙从而产生相应的临床症状。蛛网膜下隙出血可分为原发性和继发性两种类型:通常所说的蛛网膜下隙出血就是指原发性蛛网膜下隙出血;如果是由于脑实质内的出血,血液穿破脑组织进入蛛网膜下隙则称为继发性蛛网膜下隙出血。

什么原因会引起蛛网膜下隙出血

引起蛛网膜下隙出血的原因很多,其中先天性动脉瘤是最常见的原因,先天性动脉瘤患者由于管壁先天性的发育异常,在动脉粥样硬化、血压增高和血流涡流冲击等因素影响下,动脉壁弹性及强度逐渐减弱,管壁薄弱的部分逐渐向外膨胀突出,形成囊状动脉瘤并不断增大。典型的动脉瘤管壁甚至轻薄如纸,因此,一旦出现血压升高,则容易破裂、出血。其他引起蛛网膜下隙出血的原因包括脑血管畸形、高血压动脉硬化性动脉瘤及脑底异常血管网(Moyamoya 病)等。

蛛网膜下隙出血的临床表现有什么特点 ⊃

蛛网膜下隙出血在任何年龄均可发病，多见于 30～60 岁的人群，常常伴有高血压、动脉硬化等病史。患者在发病前多有明显的诱因，包括剧烈运动、情绪激动、饮酒、咳嗽、排便等，约 1/3 的患者在发病前数日或数周有头痛、恶心、呕吐等症状，这种症状我们称之为"警告性渗漏"，表示动脉瘤在破裂之前已经有少量的血液渗漏出血管。另外，部分患者在动脉瘤未破裂前即出现动脉瘤压迫周围神经组织而出现相应症状，包括面瘫、眼球活动障碍、肢体瘫痪及感觉障碍等。

蛛网膜下隙出血一般起病突然，没有前驱症状，在用力或激动时突然发病，表现为剧烈头痛、恶心、呕吐，或有烦躁不安、谵语、幻觉等精神症状，部分患者可能出现四肢抽搐、昏迷等。其中头痛是蛛网膜下隙出血的主要症状，部分患者可出现劈裂样的剧烈头痛，难以忍受，头痛部位可在前额、后枕或是整个头部。头痛的机制可能与红细胞及胆红素等血液内的化学物质刺激神经末梢有关，另外颅内压增高等因素也可引起头痛。头痛的最初部位对病变的部位有一定提示作用：如位于颅底动脉环前部的动脉瘤破裂，可首先表现为同侧眼眶、额部的疼痛；颅底动脉环后部的动脉瘤破裂，则首先表现为后枕部头痛。同时，血液刺激脑膜可以导致颈部肌肉痉挛，使颈部活动受限，严重时可出现颈项强直(即患者去枕平卧时，别人不能使患者抬头或进行其他

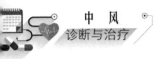

颈部活动）。

　　蛛网膜下隙出血由于是大脑表面出血，通常不会出现脑组织的缺血、坏死等，因此常无明显的肢体瘫痪、感觉障碍等症状。但部分患者可因出血刺激颅内血管而导致血管痉挛，产生相应脑组织缺血的症状。需要注意的是，部分老年患者在出现蛛网膜下隙出血后，因其对痛觉反应迟钝，头痛、恶心、呕吐等症状可能并不明显，而是主要表现为精神症状或意识障碍。

　　多数蛛网膜下隙出血患者病情好转后可不遗留后遗症，但同时伴有脑实质损伤的患者将残留不同程度后遗症。同时20%～40%的患者容易发生再次出血，再出血的时间可以在第一次出血后的任何时间，但以2～4周内最易复发。因此，如果患者在病情好转的情况下，突然出现头痛、恶心呕吐、意识障碍等表现，应警惕再出血的可能。

蛛网膜下隙出血需要做哪些检查

　　（1）血液检查：如血常规、凝血功能、肝功能等有助于发现是否存在其他导致出血的原因。

　　（2）头颅CT：是诊断蛛网膜下隙出血的首选方法。头颅CT能够早期发现出血，并能显示出血量、血液分布。同时通过头颅CT也能动态观察病情变化，了解有无再出血。而通过增强CT检查还有可能发现大的动脉瘤和脑血管畸形。

　　（3）头颅MRI：MRI检查有可能诱发再出血，因此在蛛网膜下隙出血急性期一般不采用 MRI 检查。

（4）脑脊液检查：脑脊液检查是诊断蛛网膜下隙出血的重要依据。蛛网膜下隙出血时,脑脊液多为均匀一致的血性,伴有脑脊液压力增高。但由于腰椎穿刺检查有可能诱发脑疝,因此脑脊液检查只是在无条件行头颅 CT 检查或头颅 CT 检查无阳性发现,但又高度怀疑是蛛网膜下隙出血时才进行。

（5）数字减影血管造影(DSA)：血管造影主要用于蛛网膜下隙出血的病因诊断。通过脑血管造影可以确定动脉瘤位置,显示侧支循环、血管痉挛情况等。同时通过脑血管造影还可发现引起蛛网膜下隙出血的其他原因,包括动静脉畸形、Moyamoya病、血管性肿瘤等。

脑卒中的治疗

为什么脑卒中的治疗要争分夺秒

脑卒中以高发病率、高病死率及高致残率严重危害人民健康。脑卒中的预后与治疗时间有密切关系。以往由于大家对脑卒中的防治不够重视，导致发病后就医不及时，使得大多数急性脑卒中患者失去了早期治疗的机会，延误了最佳治疗时机。这些患者即使经过医生的积极治疗能存活下来，其中也仅有 10％能完全恢复正常功能，而绝大多数患者不同程度遗留偏瘫或生活难以自理的情况，不仅影响了生活质量，同时也给患者家庭增加了负担。这种现状当然由疾病的性质决定，然而也与人们对脑卒中的防治缺乏紧迫感有关，如医疗知识普及及教育落后；人们对脑血管病危险因素的防治不够重视；急救及治疗不积极等，特别是与发病后治疗的时间有密切关系。国外统计，只有 42％的患者在发病后 24 小时内到达医院或急救中心，而早期能够得到溶栓治疗的脑梗死患者甚至不到 10％，据统计在我国早期溶栓治疗率还不到 1％。

脑组织的活动需要消耗氧和葡萄糖进行能量代谢，但与体内其他器官不同的是，脑组织却几乎没有这方面的储备。因此，如果出现全脑血流完全断绝的情况，在数分钟内脑组织就会出现不可逆的坏死。在脑梗死这样脑动脉闭塞的情况下，通常在梗死部位存在着侧支循环,所以某个动脉的闭塞并不意味着其供血区域的血流完全断绝。一般来说,缺血中心部位的血流完全中断,因而会出现脑细胞不可逆的坏死。但在其周边部位,由于存在侧支循环,因此并未达到不可逆损害的程度,这部分细胞将来会出现死亡还是得到恢复尚未确定,即存在可挽救的组织,这些组织称为"缺血半暗带"。缺血半暗带经过一定时间也会达到不可逆的损害程度,此时如果治疗及时,使血流再开通,那么这部分的脑细胞将免于死亡,功能将得到恢复。脑卒中的治疗应争分夺秒,以挽救更多的脑细胞,使患者的功能得到最大程度的恢复,而治疗时间的拖延则将导致更多脑细胞的死亡和更高的致残率。研究证实,在90分钟内接受溶栓治疗的脑梗死患者,比在90～180分钟接受治疗的患者明显得到更多的功能恢复。因此脑卒中被视为"急症中的急症"。

对于脑梗死来说,治疗必须争分夺秒,那么脑出血患者的治疗是否也应该抓紧分分秒秒呢?与脑梗死一样,脑出血患者也应强调早期治疗。临床研究发现,部分脑出血患者在发病几个小时内会持续出血,使血肿不断扩大,颅内压不断升高,威胁患者的生命。而早期治疗,不仅可以降低颅内压,还可以阻止脑内出血的进一步加重,从而降低病死率和致残率。

为何脑卒中的救治莫错过最佳"治疗时间窗"

脑卒中具有发病急、病情重、变化快的特点,可在短时间内

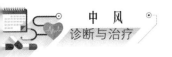

造成神经功能缺损,神经细胞坏死,使病情加重,甚至危及生命。为减轻损伤,降低致残率和病死率,必须要在发病后短时间内接受治疗。

脑卒中治疗"时间窗"这一概念是在 20 世纪 90 年代提出来的,专家特别强调其与缺血性脑卒中的预后息息相关。缺血性卒中通常为局部而不是全脑的缺血,当局部脑组织持续缺血 1 小时以上时,就会发生脑梗死。其一般发生于血流灌注的中心区,并逐渐向外扩大,可构成缺血中心区和可逆性缺血损伤区两个区域。各个区域的缺血程度、组织损伤程度不同。一般而言,缺血中心区范围小,但组织损伤极为严重,缺血发生不到 1 小时就会发展为不可逆脑损伤,而使区域内的神经组织发生坏死。在缺血中心区周边有一较大的可逆性缺血损伤区,也就是我们上面提到的缺血半暗带。这一区域的脑组织细胞虽有不同程度的变性及出现相应的神经缺血症状,但组织中仍有少量供血,故发展缓慢。假如能在 3~6 小时恢复供血,可使可逆性缺血损伤区的脑细胞变性减轻及消退,避免发生坏死。反之,若这一区域持续缺血超过 6 小时或更长时间,可逆性损伤脑组织就会进展为不可逆性损伤,并致区域内脑细胞严重变性及坏死,从而扩大梗死灶,神经损伤程度更加严重,患者预后变差。这宝贵的数小时即为"治疗时间窗"。因此,对于缺血性卒中的治疗,必须牢固树立"时间窗"的概念。

目前比较公认的缺血性卒中的"治疗时间窗"为 3~6 小时,在此时间内给予溶栓药物治疗,尽可能使血栓溶解或缩小,增加对梗死区域的血供,使缺血中心区减小或不再扩大,同时可使缺血半暗带的神经细胞避免不可逆性损伤。最为理想的是患者在发病 2 小时内被送至医院,尽可能在到达医院后 1 小时内完成头颅 CT 等基本评估并开始治疗,这样经治疗后神经功能恢复的希望极大。

为什么需要关注短暂性脑缺血发作的治疗

短暂性脑缺血发作(TIA)就是人们俗称的"小中风",局部性、短暂性和反复发作性是其主要的临床特征。由于 TIA 持续时间短、不留后遗症,通常被认为是"良性"的。然而,随着医学科学技术的进步和临床研究的深入,人们发现 TIA 的复杂性和危害性远远超过我们以往的认识。TIA 发作以后出现缺血性脑卒中、心肌梗死或者其他血管事件的概率都有明显增加。TIA 在发作后的 2 天内就有 5.3% 的患者出现脑卒中;在发作后 3 个月内有 1/9 的患者发展为缺血性脑卒中。据统计,在缺血性卒中的患者中,有 1/3～2/3 的患者以往有 TIA 的发作史。也就是说,TIA 发作以后,若不进行适当的治疗而任其发展,很可能在数月或数年之内发生脑梗死,或反复发作而造成脑功能障碍。因此,TIA 一经出现,便预示有发生缺血性脑卒中的可能。从这种意义上讲,它是预警近期将要发生缺血性卒中。因此,一旦发生 TIA,必须要引起足够的重视,积极治疗,降低危险因素,减少缺血性卒中的发生。

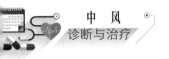

短暂性脑缺血发作的治疗主要有哪些方法

上面已经提到,TIA 是脑卒中的高危因素,因此一旦发生,必须紧急处理,这类患者应住院观察和治疗,如此处理的目的是防止 TIA 发展为缺血性脑卒中。TIA 的治疗主要包括控制危险因素、药物治疗和手术治疗。

1. 控制危险因素

TIA 的危险因素分为可干预和不可干预两种。年龄和性别是两个不可干预的危险因素,可干预的一些危险因素主要包括高血压、心脏病、糖尿病、血脂异常、吸烟、酗酒、颈动脉狭窄等。对于危险因素的控制,专家们建议:

(1) 控制高血压患者的收缩压＜140 mmHg、舒张压＜90 mmHg,糖尿病患者血压＜130/80 mmHg,但对于高龄老人血压不必降得太低,降得太低反而容易引起缺血性卒中,一般要求高龄老人的收缩压＜160 mmHg,舒张压＜90 mmHg。

(2) 积极治疗心脏疾病,如冠心病、充血性心力衰竭、瓣膜性心脏病、心房颤动等。

(3) 控制高血脂,可使用他汀类降脂药物,减轻动脉硬化的程度,并显著降低脑卒中的发病率。治疗目标应达到低密度脂蛋白胆固醇(low density lipoprotein cholesterol, LDLC)水平低于 1.8 mmol/L(70 mg/dl)。

(4) 戒烟。吸烟可使脑血管疾病的发病率和病死率都增加,因此,对吸烟者来说,应尽早戒烟,戒烟后数年内,这种危险可显著降低。

（5）积极治疗糖尿病,定期复查血糖及糖化血红蛋白。糖尿病患者中动脉粥样硬化的发生更早且更常见。

（6）推荐适当的体力活动和体育锻炼。如能进行体力活动,建议可以考虑至少每周1～3次,每次40分钟的中强度运动(如快走、慢跑、蹬保健脚踏车等),以运动后达到出汗或心率增快为宜,以减少卒中风险。体育锻炼要循序渐进,不宜勉强,对老年人则提倡散步、做保健体操、打太极拳等。

2. 药物治疗

（1）抗血小板聚集治疗:已证实对有脑卒中危险因素的患者进行抗血小板聚集治疗能有效预防缺血性卒中。对 TIA 尤其是反复发生 TIA 的患者应首先考虑选用抗血小板聚集药物,可减少微血栓的形成及 TIA 复发。最常用的抗血小板聚集的药物为阿司匹林,此药最常见的副作用是胃肠道刺激和出血。目前,如果无禁忌证的话,大多数 TIA 患者首选阿司匹林治疗,推荐剂量为每日 75～150 mg。氯吡格雷(商品名为波立维)也是目前较常用的抗血小板聚集的药物之一,其作用机制与阿司匹林不同,是一种诱导血小板聚集的抑制剂。对阿司匹林不能耐受者,可选用氯吡格雷,推荐剂量为每日 75 mg。

（2）抗凝治疗:抗凝疗法不推荐为 TIA 的常规治疗方法。但对短期内频繁发作、症状逐渐加重,尤其是椎基底动脉系统 TIA,或经超声检查发现有颈动脉粥样硬化性斑块或伴发心房颤动者,应尽早采取抗凝治疗。对于 TIA 患者经常规抗血小板

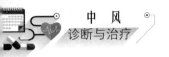

聚集治疗后仍反复发作者,可考虑抗凝治疗。急性期通常选用安全性比较高的低分子量肝素治疗,一般每次 0.4～0.6 ml 皮下注射,每 12 小时 1 次,连续使用 7～10 天。对于阵发性或持续性非瓣膜性心房颤动患者,推荐使用利伐沙班、维生素 K 拮抗剂(华法林)、达比加群酯抗凝治疗,应根据患者的危险因素、年龄、并发疾病、经济条件、患者意愿、耐受性等,选择合适的抗凝药物。

(3) 保护脑细胞治疗:缺血再灌注使钙离子大量内流引起细胞内钙超载,可加重脑组织损伤,可用钙通道阻滞剂治疗,用于可扩张脑血管平滑肌,增进脑血管流量。常选用对脑血管有较高选择性的钙离子拮抗剂,如氟桂利嗪、尼莫地平等。

(4) 中医中药治疗:一些活血化瘀的中药也具有抗血小板聚集的作用机制,如丹参、银杏叶制剂、灯盏花素等,可用于 TIA 的治疗。

3. 手术治疗

目前预防 TIA 的手术治疗主要包括颈动脉内膜剥脱术、颅外颅内动脉搭桥术,以及颈动脉内支架植入术。颈动脉内膜动脉粥样硬化斑块破裂,斑块被血流冲刷入脑造成脑内血管栓塞是脑梗死的重要原因之一。手术的目的在于将动脉粥样斑块的血管内膜剥除,去除血栓来源。手术治疗对颈动脉狭窄达中至重度(狭窄>70%)的 TIA 患者是有益的,但对颈动脉狭窄<50%的患者则无效,建议应用抗血小板聚集治疗。

缺血性卒中患者急性期的护理需要注意些什么

　　脑卒中急性期病情变化较大,特别是发病的最初几天内,多半有意识言语障碍、肢体活动障碍、大小便失禁等症状。急性期的治疗效果,除与治疗是否及时和合理有关外,在很大程度上取决于护理工作的质量,护理工作是抢救脑卒中患者全部过程中不可缺少的一部分。只要治疗及时合理,护理得当,可取得良好效果,提高患者生活质量,也可减少患者住院费用,预防院内交叉感染等问题。但若治疗、护理不当则会造成许多并发症,如褥疮、肌萎缩、尿路感染等,甚至可危及生命。因此,除了抢救治疗为主外,正确得当地进行急性期护理是挽救患者生命、减少并发症和预防复发的关键。

　　首先,当在家中发现脑卒中患者后,家人必须镇静,立即拨打"120"急救电话,尽快将患者送到附近有条件的医院进行抢救。在搬动患者时,要尽量减少头部震动,因为震动头部会加重脑出血,还容易引起血压波动,加重病情,因此最好使用担架。行车时,要由一人扶住患者的头部和上半身,保持平稳,减少颠簸。如果患者呕吐,要注意将头部歪向一侧,便于呕吐物流出,以免呕吐物误吸入气管造成阻塞或窒息。脑卒中患者在急性期多有"五不会",即翻身、咳痰、说话、进食、大小便均不能自主。因此,护理工作持续时间长,护理内容繁杂,更需要耐心和细致。脑卒中患者急性期护理具体应从以下几方面着手。

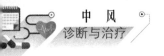
1. 基本护理

脑卒中患者急性期应卧床,限制其活动,尤其是出血性卒中患者在1周之内要绝对安静卧床休息,尽量减少不必要的搬动,以减少脑的耗氧量,减轻脑水肿,保护脑细胞。要尽量减少探视,亲朋过多的探视更易加重患者的情绪变化,不能静心休息,进一步增加脑部缺血、缺氧,加重病情。病室内应肃静、整洁,室内宜保持空气新鲜流通,避免阳光和对流风刺激。烦躁不安的患者要选择安静避光的房间,以减少刺激,并在床边加上护栏以防止其坠地碰伤。昏迷患者头部可置冰袋以降低脑代谢,减少耗氧量。同时,头位可适当抬高,但不宜过高,头位可抬高15°~30°,有助于改善脑水肿,并可防止舌根后坠。患者衣服应清洁宽舒,以便于护理。

2. 饮食护理

脑卒中患者饮食护理也相当重要。对于意识清楚、吞咽功能正常的患者,可鼓励其进食。但一般由于急性期患者多有活动不便,因此消化功能很弱,在饮食上宜清淡,选择易消化的食物,如粥、面条等。在饮食上要注重营养摄入,适当给予高蛋白质(鱼肉、蛋等)、高维生素、粗纤维饮食。合理搭配,防止营养过剩或不足。脑卒中患者还应多吃些新鲜蔬菜、水果,促进胃肠蠕动,防止便秘。同时一定要注意饮食卫生,防止暴饮暴食,避免饮食不当造成腹泻。意识障碍及吞咽困难的患者,在起病24小时后症状未见好转应留置胃管,从胃管内给予清淡、营养丰富、低脂、高蛋白质、富含维生素的流质饮食。

3. 保持大小便通畅

脑卒中患者常有尿失禁或排尿障碍,对此类患者可留置导尿管,但尽量缩短导尿时间,以防尿路感染。对于那些可能需长期留置导尿管的患者,应每天对导尿管进行消毒,并定期更换导尿管。脑卒中患者由于卧床时间长、活动少、进食少、食物纤维素含量低、肠蠕动差,加之神经系统反射迟钝等因素,常常引起便秘,几天甚至更长时间无大便。因此,为保持急性期患者大便通畅,可让患者多吃蔬菜、水果,多饮水,适当应用缓和的轻泻剂,每天按摩腹部等,使之养成定时排便的习惯。如果大便干结,可使用开塞露或肥皂塞肛,软化大便,必要时帮助患者用手指挖出肛门内粪块,以免用力解大便引起颅内压增高,再次发生脑出血。使用缓泻剂要严密观察大便次数、形状,以及有无腹泻发生。

4. 心理护理

脑卒中患者行动不便,有的大小便失禁,生活均不能自理,会产生自卑、悲观失望等多方面的心理反应。再加之卧病在床,被冷落的心理油然而生,家属及医护人员及应倍加关心体贴患者,生活上照顾,精神上支持,协助并鼓励患者。同时要加强心理疏导,这对于脑卒中患者至关重要。很多急性期患者不能马上接受事实,情绪低落或极度烦躁,护理人员及家属则应从各方面倍加关心体贴、耐心照料,向其解释病情,经常与患者谈心,帮助患者正确对待自己的疾病,使其逐步树立起战胜疾病的信心,促使病情好转,这一点也是非常重要的护理措施。

5. 呼吸道的护理

呼吸道护理是脑卒中急性期护理的一项重要措施。呼吸道护理不仅可保持其通畅,并可预防肺部感染。脑卒中急性期患

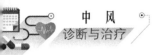

者大多伴有呼吸道防御功能减弱,神经反应迟钝,以致造成咽部肌群完全或不完全麻痹,使口腔分泌物滞留、痰液增多,引起肺部感染。对这类患者,如病情许可,可将床头抬高 15°～30°,清除口腔内分泌物、呕吐物,并将头偏向一侧,以防呕吐物引起窒息。有张口困难及抽搐者应放开口器,以利于口腔及咽部分泌物吸出。做好口腔护理,每天用生理盐水清洗口腔 1～2 次。对于有义齿的患者,应将其取出。如果呼吸道内痰液较多时,可每 2～3 小时翻身拍背一次,并适当给予祛痰药物,协助患者排痰,避免产生坠积性肺炎。痰液黏稠时给予雾化吸入,使痰液得以稀释。痰液位置较深而无力咳出时,可以用吸痰管刺激咽喉,引发咳嗽反射。对昏迷时间较长、呼吸道不畅及痰液难以吸出的患者要适时行气管切开,气管切开应做好以下护理工作:①随时观察有无出血、皮下气肿等意外情况。②注意呼吸情况及内套管是否通畅,定时吸痰。③吸痰时严格执行无菌操作,准备两套吸痰管,一套用于吸气管内的分泌物,一套用于吸口腔、鼻咽腔内的分泌物,两者不能混用。④气管套管要定时消毒更换。⑤吸痰方法:动作要轻柔,在气管内移动要慢,遇到痰多时稍停留一下,吸净后拔除吸痰管,避免用"拉锯式"的方法吸痰,以防损伤气管黏膜,引起出血。

6. 压疮的护理

脑卒中患者在急性期最易发生压疮(褥疮),尤其是那些偏瘫的患者由于卧床及大小便失禁更易发生压疮。压疮好发于身体受压部位,最多见于骶部、足跟部、肩部、肘部。发生先兆是受压部位皮肤变色、发红,继而破溃流液。因此,家属和护理人员每天都要检查这些部位的皮肤是否有变色发红等异常现象。如果护理不当任其发展便会导致组织腐烂,发出难闻的臭味。不仅患者饱受皮肉之苦,又是危险的感染源。许多脑卒中患者出现发热、败血症都是褥疮惹的祸。

只要护理得当,压疮是可以预防的。具体措施是:①保持患者个人卫生,床铺保持清洁、平整、干燥、柔软。床单被褥弄脏后,要及时更换。②勤翻身,每2～3小时翻身1次,翻身时要轻,避免推、拉、拖动作,以防揉破皮肤。并仔细观察受压部位有无将要发生压疮的迹象。③保持皮肤的清洁和干燥。经常清洗皮肤,使汗液、皮脂腺分泌通畅,避免皮肤上微生物繁殖,促进血液循环。会阴部每天清洁1次,大小便后随时清洗。④便器表面要光滑,患者腰骶部骨骼受压处需垫上气圈。⑤定时按摩,特别是骨突部位,以促进局部血液循环。对神志不清的患者,要随时检查皮肤、衣服、被单是否干燥和平整。当受压皮肤发红时,应按摩揉擦,或外用红花乙醇,以改善局部血液循环。

缺血性卒中急性期药物治疗的目的是什么

急性缺血性卒中的药物治疗目的在于恢复缺血脑组织的供血供氧,促进神经功能的恢复,其作用途径包括促使闭塞动脉再开通、缺血脑组织再灌注、缩小血栓或栓塞性闭塞造成的脑梗死范围、增强脑细胞对缺血的耐受性、防治并发症以及预防脑卒中复发。因此,对于急性缺血性卒中的治疗主要应侧重于以下两

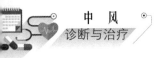

个环节,即尽早改善和恢复缺血损伤脑组织的血液供应和保护脑组织免受代谢毒物的进一步损害。其中最根本的治疗措施是早期溶解血栓使闭塞的血管再通,在出现不可逆损害之前,给缺氧的脑组织及时供血,从而挽救缺血半暗带脑组织的功能。另外,在治疗中一定要考虑时间窗的问题。缺血性脑血管病的治疗时间窗以 1~3 小时最佳,原则上不应超过 6 小时。

缺血性卒中急性期治疗药物有哪些

治疗急性缺血性卒中目前常用的药物主要有:溶栓、抗凝、抗血小板、降纤、扩容、神经保护药物等。

1. 溶栓

溶栓的作用在于溶解已形成的血栓,使闭塞的动脉再开通,也可降低血浆纤维蛋白原进而降低血黏度,增加缺血区的血流量,但其也有引起出血性转变的危险。溶栓剂是目前用于急性缺血性卒中超早期的主要药物。但溶栓治疗也有一定的风险,对某些缺血时间较长的区域,溶栓治疗易出现脑梗死后出血和严重脑水肿。因此,一定要严格掌握适应证和用药时间窗。溶栓治疗的时间是病后越早越好,最好在 3 小时内进行,最晚不宜超过 6 小时。

现有的溶栓药物都是通过人体内的纤溶系统起作用的。目前国内应用较多的是组织型纤溶酶原激活物(rtPA)和尿激酶(UK),通过激活纤溶酶原生成纤溶酶溶解血栓,使堵塞的血管再通。

组织型纤溶酶原激活物(rtPA)对血栓内纤溶酶原亲和力强,局部溶栓作用强,全身纤溶作用小,并发症相对少,对静脉或动脉溶栓都适合,但价格比较昂贵。尿激酶为非选择性纤溶酶原激活剂,血浆中的纤溶酶原亦被激活,静脉应用时需较大剂量,出血并发症较组织型纤溶酶原激活物(rtPA)多,更适合于动脉内给药。

2. 抗凝

抗凝剂用于急性缺血性卒中的目的在于阻止血栓的扩大,并减少后继的进行性神经损害,预防脑卒中复发,常用的药物为肝素类和华法林。肝素常用于进展性卒中和复发性卒中等,其抗凝主要是通过阻止凝血酶原变为凝血酶,对抗凝血酶促进纤维蛋白原变为纤维蛋白的作用,阻止血小板凝聚和破坏,但对已形成的血栓无直接治疗作用。应用肝素的主要问题是引起出血并发症,但近年来临床上应用低分子量肝素可有效减少出血的发生。低分子量肝素是肝素的降解产物,有更强的抗血栓特性及低出血危险,有较长半衰期及良好的生物利用度,低分子量肝素在早期使用较小剂量可减少颅内出血的发生。华法林一般不作为常规的抗凝剂用于急性缺血性卒中患者,但对于有心房颤动者应长期使用华法林抗凝治疗,用药期间需监测国际标准化比值,使其控制在 2.0～3.0。

3. 抗血小板

抗血小板治疗是急性缺血性卒中的重要治疗方法之一,是防止血栓形成和进展的重要措施。抗血小板药物是缺血性卒中预防和治疗的众多药物中研究最充分、证据最多的一类药

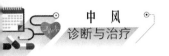

物,主要包括血栓素 A2 抑制剂(阿司匹林)、AD 受体拮抗剂(氯吡格雷)、磷酸二酯酶抑制剂(双嘧达莫)等。其中,对阿司匹林的研究最早,证据最充分,也最成熟。阿司匹林作为预防和治疗缺血性卒中的主要抗血小板药物已沿用 30 年,并已证实缺血性卒中早期抗血小板治疗,可降低缺血性卒中再发的危险,降低病死率,提高生存率。阿司匹林用于急性缺血性卒中的治疗,在 2018 版《中国急性缺血性脑卒中诊治指南》中得到Ⅰ级推荐。因此,缺血性卒中或短暂性脑缺血发作(TIA)后应尽早启动抗血小板治疗。对无禁忌证的非溶栓治疗患者应在脑卒中起病后尽早开始使用阿司匹林;但对溶栓治疗的患者,考虑到安全性,应在溶栓 24 小时后再使用阿司匹林。阿司匹林常用剂量为每日 150~300 mg,急性期后可改为预防剂量(每日 50~300 mg)。阿司匹林使用的禁忌证包括阿司匹林过敏和活动性胃肠道出血。

对阿司匹林有禁忌的患者可考虑使用氯吡格雷抗血小板治疗,一般起始剂量为每日 75 mg。对于未接受静脉溶栓治疗的轻型卒中患者,发病 24 小时内应尽早启动双重抗血小板治疗(阿司匹林和氯吡格雷),尽可能降低卒中复发的风险。

4. 降纤

很多研究显示脑梗死急性期血浆纤维蛋白原和血黏度增高,蛇毒酶制剂可显著降低血浆纤维蛋白原,并有轻度溶栓和抑制血栓形成的作用。常用的药物包括:降纤酶、巴曲酶、安克洛酶蚓激酶等。对于不适合溶栓并经过严格筛选的脑梗死患者,特别是高纤维蛋白血症者可选用降纤治疗。

5.扩容

一般脑梗死患者不推荐扩容治疗,对于低血压或低脑灌注所致的急性脑梗死推荐扩容治疗,但要注意可能加重脑水肿、心功能衰竭等并发症。

6.神经保护

理论上,神经保护剂可保护脑细胞,提高对缺血、缺氧的耐受性,常用的药物有钙离子拮抗剂、兴奋性氨基酸拮抗剂、神经节甘酯、依达拉奉、胞磷胆碱等。对于神经保护剂的疗效和安全性,尚需要开展更多高质量的临床试验进一步证实。

哪些患者应当考虑溶栓治疗

虽然溶栓剂是急性缺血性卒中早期的最有效治疗方式,但其最大的不良反应为出血,因此在应用溶栓药物之前一定要严格掌握其适应证和禁忌证。那么,哪些患者应考虑溶栓治疗呢?

溶栓治疗一般可用于以下情况:①年龄 18~80 岁以下者;②发病 4.5 小时以内(rtPA)或 6 小时以内(尿激酶);③有缺血性卒中导致的神经功能缺损症状;④头颅 CT 已排除颅内出血,且无早期大面积脑梗死影像学改变;⑤患者或家属知情同意。

当患者出现以下情况时,则不能使用溶栓治疗(绝对禁忌证):①近 3 个月内重大头颅外伤或卒中史;②可疑蛛网膜下隙出血;③近 1 周内有不易压迫止血部位的动脉穿刺;④既往有颅内

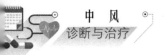

出血史;⑤颅内肿瘤,动静脉畸形,动脉瘤;⑥近期有颅内或椎管内手术;⑦血压升高:收缩压≥180 mmHg 或舒张压≥100 mmHg;⑧活动性内出血;⑨急性出血倾向,包括血小板计数<100×10⁹/L 或其他情况;⑩24 小时内接受过肝素治疗;⑪已口服抗凝剂且国际标准化比值 INR>1.7 或凝血酶原时间>15 秒;⑫48 小时内使用凝血酶抑制剂或 Xa 因子抑制剂,各种敏感的实验室检查异常;⑬血糖<2.8 mmol/L 或>22.22 mmol/L;⑭CT 或 MRI 提示大面积脑梗(梗死面积>1/3 大脑中动脉供血区)。

当患者出现下列情况时需谨慎考虑和权衡溶栓的风险与获益(相对禁忌证):①轻型卒中或症状快速改善的卒中;②妊娠;③痫性发作后出现的神经功能损害症状;④2 周内有大的外科手术史或严重外伤;⑤近 3 周内有消化性溃疡、胃肠道或泌尿系统出血史;⑥近 3 个月有心肌梗死史。

缺血性卒中有哪些溶栓治疗方法

目前比较常用的溶栓治疗主要有静脉溶栓与动脉溶栓两种方法。静脉溶栓可在各级医院及时应用,更易于推广,是临床上应用最多的一种溶栓治疗方法。动脉溶栓适用于大脑中动脉闭塞持续时间小于 6 小时的患者,要求在有丰富治疗经验、可以迅速进行脑血管造影术(DSA)和介入治疗的医院进行。动脉内给药是在患者大腿根部的股动脉处插一根导管,在 X 线下做脑血管造影,看看是否有脑血管堵塞及堵塞所在的部位。如发现有血管堵塞,则将更细的导管送到血栓所在的部位,再将溶栓药物经过导管注入。动脉内给药的优点是:可使用较小剂量的药物,但在局部可形成较高浓度有利于促进血管再通。另外,由于药物剂量较小,全身不良反应较小。动脉内给药常用的药物为溶栓药物、抗凝药物和抗血小板药物。动脉内溶栓是微导管介入技术发展的结果,是以血管造影为基础。研究表明,动脉内溶栓介入治疗急性脑梗死是一种安全有效的方法,但必须要在具有一定设备的大医院进行。溶栓治疗的时间是发病后越早越好,最晚不宜超过 6 小时,最好在 3 小时内进行。静脉内溶栓简便易行,不需要复杂的设备,通过静脉滴注使药物通过血液循环作用于血栓。但静脉内溶栓对小血管闭塞的治疗效果较好,大血管闭塞再通率较低。静脉溶栓治疗应掌握用药剂量,如剂量过高,容易引起出血等并发症,若剂量过低,则会降低治疗效果。

缺血性卒中溶栓治疗的结果怎样

一般来说,可能有以下几种情况:①溶栓成功,血栓溶解,血管再通,缺血部位重新得到血液供应,患者功能部分或全部恢复;②溶栓失败,即血栓未被溶解掉,血管不能再通,或者血管再通后又重新出现闭塞;③出血,这是一种比较严重的后果,通常是未严格掌握适应证或药物剂量过大所致,一般在疾病早期充分评估出血的风险和采取相应的措施,能减少出血的发生。

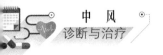

影响缺血性卒中患者预后的因素有哪些

影响缺血性卒中预后的因素有很多,对脑卒中预后的相关影响因素进行科学、合理的干预,可以有效降低脑卒中的病死率、致残率。下面介绍一些影响预后的因素。

(1) 年龄:年龄是影响脑卒中预后的重要因素之一。研究发现,年龄越大患严重的脑卒中的危险性越大,其预后往往不佳,且病死率和伤残率较高。其原因可能是随着年龄的增加,机体功能退化,更容易发生各种并发症,从而影响患者的预后。

(2) 营养不良:营养不良与脑卒中的预后也直接相关。营养不良的患者往往容易合并肺部感染、胃肠应激性溃疡出血等相关疾病,从而导致预后不良。国外有学者研究发现,发病后营养不良与脑卒中后 6 个月病死率和残疾率明显相关。

(3) 院外延误时间:是急性缺血性卒中临床预后的独立的影响因素,对神经功能恢复及日常生活功能恢复均有显著的影响。"时间就是大脑",研究证实,院外延误时间越长的患者,其治疗的疗效越差。减少院外延误,有利于改善急性缺血性卒中的预后。

(4) 伴随的基础疾病:脑卒中患者往往多伴随其他系统的一些基础疾病,如高血压、糖尿病、心房颤动(房颤)等。这些疾病相互影响,通过各种途径共同影响脑卒中患者的预后。众所周知,房颤是脑卒中的危险因素之一,它同样也影响脑卒中患者的临床预后。伴有房颤的脑卒中患者 1 年内再发脑卒中率明显高于无房颤患者,并且房颤患者的预后也明显比无房颤患者的要差。而高血糖可以使脑细胞的能量代谢受损,加重神经功能的缺损,使脑卒中患者的并发症和病死率都显著升高。

(5) 脑卒中严重程度:脑卒中的严重程度与病灶大小、部位和有无脑水肿等因素相关,一般来说,脑卒中的严重程度能预测脑卒中后的功能恢复情况。当病灶程度过重、范围过大时,出现脑内水肿,脑细胞功能受到严重损伤,造成预后不良。

(6) 脑卒中后并发症:脑卒中患者往往合并一些并发症,常见的包括肺部感染、泌尿道感染、应激性溃疡、褥疮、消化道出血、深静脉血栓和肺栓塞。内科并发症是影响脑卒中患者预后的重要因素之一。内科并发症不但影响急性脑卒中患者的功能恢复,而且增加其病死率。积极预防和治疗脑卒中后的各种内科并发症,不仅能降低脑卒中的病死率,并且有利于患者神经功能的改善。

出血性卒中急性期的药物治疗有哪些

脑出血是一种常见的脑血管疾病,每年发病率为(12~15)/10 万人。在我国,脑出血占急性脑血管病的 18.8%~47.6%,其急性期病死率为 35%~52%,是急性脑血管病中最高的。脑出血的急性期是指发病的前 3~4 周,在急性期中,如给予及时、合

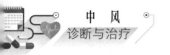
理及规范的治疗可降低死亡率。脑出血急性期治疗的首要原则
为保持安静,稳定血压,适当降低颅内压,防治脑水肿,维持水、
电解质、血糖、体温平衡,同时加强呼吸道管理及护理,预防各种
颅内及全身并发症。

1. 控制血压

脑出血患者多伴有明显的血压升高,这增加了患者残疾及
死亡等风险。脑出血早期以及血肿清除术后应立即使用药物
迅速控制血压,但也要避免血压下降过快、过低可能产生的脑
血流量下降,使病灶区的血液供应更趋减少,而使病情恶化。
国外学者研究认为,收缩压不超过 180 mmHg 时,不宜降压,否
则易致脑血流量下降,加重脑水肿,此时应以降颅内压为主,颅
内压降低了,血压自然也会随之下降。当收缩压超过 180 mmHg
时,或平均动脉压>130 mmHg,并有疑似颅内压升高的证据,
应考虑监测颅内压,间断或持续应用静脉降压药物以降低血
压。我国脑出血诊治指南推荐:对于收缩压 150～220 mmHg
的患者,在没有急性降压禁忌证的情况下,数小时内降压至
130～140 mmHg 是安全的;对于收缩压>220 mmHg 的脑出
血患者,在密切监测血压的情况下,可持续静脉输注药物控制
血压,收缩压目标值为 160 mmHg,但在降压治疗期间应严密
观察血压水平的变化,避免血压波动,每隔5～15 分钟进行 1 次
血压监测。

2. 控制颅内压升高,减轻脑水肿

颅内压升高是脑出血患者死亡的主要原因。脑出血最致命
的病理生理变化是脑水肿引起颅内压增高,最终导致脑疝,危及

患者生命。因此,消除脑水肿、降低颅内压是急性出血性卒中治疗的当务之急。药物治疗的首要目标是减轻脑水肿和降低颅内压,以防止和纠正脑疝的形成。目前认为,将颅内压控制在20 mmHg以下,并使脑灌注压维持在70 mmHg以上最为理想。

降低颅内压可以从简单的措施开始,如抬高床头。床头抬高30°可增加颈静脉回流而降低颅内压,但对于脑出血患者来说,更重要的降低颅内压治疗的方法是使用脱水药物治疗,下面介绍临床上常用的脱水、降颅内压的药物。

(1) 甘露醇:甘露醇是目前临床上最常用的高渗性降颅内压药物,甘露醇可使液体从水肿或非水肿脑组织中渗透到血管中,从而降低颅内压。常规的用法为20%甘露醇125~250 ml快速静脉滴注,每6~8小时1次,连用5~7天。甘露醇作为最常用的降低颅内压、减轻脑水肿的药物,其优点是起效快速,一般药物输入后15~30分钟颅内压开始下降,2小时后达最低水平,维持4~6小时。但其也有一定的缺点,容易造成肾功能损害,所以,甘露醇的用量不宜过大,使用时间不宜过长,并且在使用过程中应注意监测尿量、肾功能及电解质情况。

(2) 甘油果糖:甘油果糖也是临床上常用的脱水剂。它具有增加脑血流、改善脑代谢和减轻脑水肿的作用。与甘露醇相比,其降颅内压作用温和而持久,没有反跳现象,对肾功能的影响较小,故比较适用于肾功能不全的患者,但是甘油果糖的降颅内压作用较甘露醇弱。

(3) 白蛋白:白蛋白是血浆胶体渗透压的主要构成因素,是一种大分子物质。血脑屏障破坏后,白蛋白可进入脑实质,被神

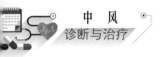

经元所摄取,可能起到保护神经元的作用;同时白蛋白可提高血浆渗透压,使血糖和红细胞压积明显降低,产生血液稀释的效应,从而减轻脑水肿。白蛋白主要用作两次输注甘露醇期间的辅助治疗,可协同甘露醇起到降颅内压作用。白蛋白一般无不良反应,但价格较昂贵。

(4)呋塞米:呋塞米(速尿)是临床上最常用的一种利尿剂,对脑出血患者主要用于协助高渗性脱水剂的降颅内压作用。特别是在心功能不全或肾功能不全的患者中应用此药可减轻心脏负荷,促进有害物质排出,还可减少甘露醇的用量,减轻甘露醇对肾脏的损害。一般建议与甘露醇交替使用,不良反应为易引起电解质紊乱。

3. 防治各种并发症

急性脑出血患者有一部分单纯死于出血,而另一部分则死于各种并发症。因此,提高对并发症的认识,并进行积极有效的治疗,也是提高治愈率、降低病死率的关键。脑出血后常见并发症有感染、中枢性发热、电解质紊乱和消化道出血。

(1)感染:肺部感染和尿路感染是脑出血患者最常见的并发症,也是主要的死亡原因。因此在脑出血的急性期,预防感染相当重要。加强口腔护理,及时翻身拍背及吸痰,保持呼吸道通畅,可预防肺部感染;留置导尿时应做膀胱冲洗,并定期更换导尿管,可减少尿路感染的发生;对昏迷患者应酌情使用抗生素预防感染。一旦发生感染,多为医院内病原菌感染,菌种呈多样性,既有革兰阴性菌,也有革兰阳性菌和真菌。革兰阴性菌最多见,主要是铜绿假单胞菌、鲍氏不动杆菌、肺炎克雷白杆菌等,这可能与抗生素广泛应用有关。感染一旦发生,应尽可能根据药敏试验的指导来选用针对性较强的抗生素,但同时也应根据患者的病情和实际疗效确定,在未得到培养结果前可根据经验使用抗生素。对于抗生素使用时间较长的患者应注意二重感染的可能。

(2)中枢热:中枢热可给予物理降温,局部亚低温能使脑出血所致的脑水肿区域的脑组织含水量减少,防止脑水肿的发生和发展,有明显脑保护治疗作用。临床上通常使用冰帽降低体温。

(3)水、电解质紊乱:脑出血患者由于呕吐、昏迷、不能进食,或使用脱水剂,体液大量丢失,易引起水、电解质紊乱。因此对不能经口进食的患者,应积极鼻饲,并适当补充电解质。

(4)上消化道出血:上消化道出血也是脑出血严重的并发症之一,应激性上消化道出血的出现预示病情严重,死亡率可达50%～90%。有统计显示,脑出血合并上消化道出血病死率为60.18%。因此,对急性脑出血患者应常规给予制酸剂治疗以预防消化道出血的发生。已经出现上消化道出血的则应积极给予质子泵抑制剂或 H_2 受体阻滞剂等进行制酸、止血治疗。

4. **止血和再出血的防治**

一般认为,止血药对脑出血无效,但蛛网膜下隙出血时,止血药的应用可能有一定帮助。研究发现,在蛛网膜下隙出血的急性期有纤溶系统的亢进,故主张早期应用止血药。常用的药物为氨甲苯酸(止血芳酸)0.1～0.3 g,静脉滴注,每日1次。

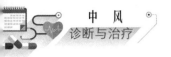

出血性卒中什么情况下应该考虑手术治疗

急性脑出血的患者除内科药物治疗外,还可进行手术治疗。脑出血的手术目的在于清除脑内血肿,降低颅内压,减轻血肿周围脑组织的受压,改善脑血流循环,减轻继发性脑水肿,改善脑细胞的缺血缺氧,使受压的神经元有恢复的可能性,从而降低病死率和致残率。但是并不是所有急性脑出血的患者都能进行手术治疗,通常医生根据以下情况来判断患者是否需要进行手术治疗。

(1)出血量:通常大脑半球出血量>30 ml,小脑出血量>10 ml时,可考虑手术治疗。

(2)出血部位:大脑表浅部位的出血要优先考虑手术,如皮质下、壳核及小脑出血。急性脑干出血手术疗效多不理想,一般不主张手术治疗。

(3)病情的演变:出血后病情进展迅猛,短时间内即陷入深昏迷或出现脑疝者多不考虑手术。

(4)意识障碍:意识清醒者多不考虑手术治疗,有明显意识障碍、脑疝尚不明显时,外科治疗的效果优于内科;有深昏迷、双侧瞳孔散大、生命体征趋于衰竭者,内、外科疗效均不理想。为此,根据出血后意识状态,临床上将其分为5级,以便记录比较,作为手术参考。Ⅰ级:清醒,伴不同程度偏瘫和(或)失语;Ⅱ级:嗜睡,伴不同程度偏瘫和(或)失语;Ⅲ级:浅昏迷,伴偏瘫,但双侧瞳孔等大;Ⅳ级:昏迷,伴偏瘫,双侧瞳孔等大或不等大;Ⅴ级:深昏迷,去脑强直或四肢软瘫,瞳孔散大。Ⅰ级患者一般不需手术,Ⅴ级患者由于已处晚期,手术很难奏效,所以一般不考虑手术治疗;Ⅲ级患者最适合手术治疗;Ⅱ、Ⅳ级患者中大多数也适宜手术,但Ⅱ级如出血量不多,也可先采用内科疗法,根据病情变化再定。Ⅳ级者如高龄、病情进展快并脑疝时间较长者,估计预后欠佳也少考虑手术。

对于需要进行手术治疗的急性脑出血患者来说,手术的时机应该怎么选择呢? 最近的研究结果表明,脑出血可呈动态发展,约30%的初发血肿在发生后的数小时内可继续增大,这与患者病情恶化密切相关。因此,脑出血急诊处理的关键应最先着眼于阻止血肿的扩大,从而避免病情的进一步恶化。动物实验研究表明,血肿形成7~8小时后,脑组织的改变如脑水肿等可导致严重的继发性损伤,而血肿的早期清除可解除因血肿压迫导致的脑病,有利于改善局部的脑循环,使脑组织的继发性损害降至最低程度,并减少术后并发症。因此,对于急性脑出血患者,主张在发病早期给予手术治疗。目前比较公认的手术时机为发病后7~24小时。

脑卒中急性期病情变化需要观察哪些方面

在脑卒中的急性期,患者的病情有时变化非常快,因此必须要严密观察患者的各种生命体征,以便及时发现异常情况,并及

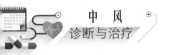

时处理。在急性期一般来说,需要观察以下几方面。

(1) 正确观察瞳孔和眼球活动变化:当脑出血或脑疝时,动眼神经受压,可使瞳孔的大小、形态、对光反射发生改变。例如:①脑桥出血时双侧瞳孔极度缩小及眼球固定。②丘脑出血时两眼球向下方或内下方注视,亦可出现病灶对侧或同侧凝视麻痹,双侧瞳孔缩小,对光反射迟钝或消失。③内囊出血时常有头和眼转向出血病灶侧,呈"凝视病灶症"和"三偏症",即偏瘫、偏身感觉障碍和偏盲。④小脑出血时可出现眼球震颤或瞳孔缩小,双侧眼球向病变对侧同向凝视。⑤小脑幕裂孔疝早期,病灶侧一过性瞳孔缩小、对光反射迟钝。如病情加重,瞳孔散大,对光反射消失。一般如果有脑疝发生时,瞳孔的变化是最早、最快的,因此必须认真观察瞳孔及眼球活动的变化,为抢救争得时间。

(2) 观察意识变化:脑卒中患者都有不同程度的意识改变。意识变化是判断预后的一个重要指标。在脑卒中急性期,意识的变化是很重要的。当患者由最初的神志清醒突然变为昏迷时,说明病情加重,提示脑疝发生的可能。

(3) 血压变化:脑卒中急性期多伴有高血压,血压越高越会加重脑出血及发生脑疝的可能性。必须及时观察血压,也不可忽视低血压。一般每 2 小时监测 1 次血压。

(4) 注意呼吸改变:脑卒中急性期,由于脑组织缺氧、脑水肿使呼吸发生改变,病情危重时常常出现潮式呼吸、叹气样呼吸等,甚至出现呼吸骤停。尤其应注意脑干出血压迫延髓导致的呼吸骤停。

（5）观察体温变化：脑卒中急性期患者需观察其体温变化，体温升高多提示感染或中枢热。丘脑下部是体温调节中枢，当丘脑大量出血时往往出现中枢性高热，如果患者出现中枢性高热预后则差。

脑卒中患者的家庭康复

出院前需要做哪些准备

出院对于脑卒中患者意味着病情相对稳定,但绝不是治疗的结束。要知道出院前的准备工作并不都是由医护人员及家人来完成的,实际上有很大一部分的工作必须由患者自己来完成,尤其是自我心理状态的调适。

(1) 首先对患者而言,在离开医院前需要积极与医生沟通,了解自己目前的病情、治疗方案、出院后的康复计划、经过积极康复治疗后机体可能恢复的程度以及在康复过程中可能遇到的困难。

(2) 同时,患者要学会坦然面对疾病的后遗症,逃避并不是办法,要学会接受目前的状况,并通过自身的努力来改变这一切。住院期间就可在医护人员指导下开始早期功能锻炼,以期达到最好的康复效果,包括翻身运动、深呼吸运动、咳嗽运动、挺腹与收腹运动、四肢肌肉的收缩与松弛、关节屈伸运动等。

(3) 脑卒中后患者对肢体残疾、语言障碍、病情复发以及今后工作、生活能力的担忧容易引起各种心理障碍。随着在医院内的治疗和康复的进行,患者往往已经从疾病开始时的震惊阶段、否定阶段,过渡到愤怒或抑郁反应阶段。对于那些性格内向的患者来说,心情抑郁可以表现突出,对疾病以及生活失去信心,对问题的承受力下降,常常抱怨自己,感到自己给家庭和他人带来不幸,成为累赘,容易产生悲观厌世的情绪。而性格外向的患者常常责怪他人,责怪家人对他照顾不周,生活饮食不如意;责怪医护人员对其诊治不用心等。这样的患者往往对躯体的微小变化都非常敏感,容易冲动,常为小事大发雷霆,肆意挑剔寻衅。患者如能意识到自己的心理变化,则需要有意做些心理调整。

(4)同样,患者必须了解,离开医院就意味着自己已经逐渐摆脱患者角色,应该逐步走向正常生活,再强调自身的患者角色,并不利于康复。在生活上,能自己做的事情尽量自己做,不要过度依赖家人和医护人员。对患者来说,康复治疗并不仅仅是治疗身体上的疾患,它最终的目的是让患者能重新恢复正常的生活,所以只有积极进入新的生活状态,才能说明患者康复是成功的。

患者出院对家人有何影响

患者在医院时,对于家人而言负担相对较轻,大部分的事务及责任都由医生及护士承担。但是一旦患者离开医院,家人往往会突然发现自己的责任和工作一夜之间增加很多,甚至是手足无措。

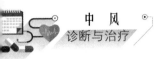

一个人患脑卒中后,他并非是唯一受苦的人,他的家人同样受累,生活方式可能要做非常大的改变。患者若出现严重的疾病和残疾时,对其家庭生活的影响是巨大而长远的,其产生的后果会根据疾病的类型和其在家庭中角色的不同而有所不同。每当家庭成员出现问题时,其他成员会想办法来解决这些问题并选择扮演新的角色。这些适应上的改变往往会给其他成员带来新的危机,产生新的问题,甚至可以影响到患病者。而当医护人员和家人专注于患者时,会忽略家人在照顾时的辛劳,而家中的有些成员可能会因此掩盖自己的压力或者病痛,以及心理上的问题。而一旦这些问题变得严重,则会对患者的家庭造成较大的影响。

家人,特别是丈夫或妻子常常会非常苦恼,除了自己的事务,还须承担患者患病前的家庭任务,同时还增加了照顾患者的负担。有些脑卒中患者性情暴躁可能是由于控制情绪的脑部组织受损,令其无法控制自己的情绪。在许多病例中,当患者知道自己无法恢复以前的生活方式或生活职责,或是不能做到他期望做到的日常事情,就会做出暴躁的行为。这些患者往往过于注重他目前还不能够做到的事,而忽略了他现在能够做到的事情。对于亲友善意的好话,他甚至可能产生反感。所有这些都会给家人带来困扰,特别是在患者离开医院,家人需要独自面对这一切,又没有医护人员作为缓冲劝慰时。所以,患者家人一定要对患者离开医院所可能带来的困难有充分的估计,在心理上做好充分的准备。必要时可以向专业人士咨询,提前做好各种准备。

家人如何做好出院前准备 ⊃———

(1) 首先应从感情上对患者予以支持和理解开始,使其感到家庭和亲友的关爱及依恋,并及时疏导患者的不良心理反应,如内疚、焦虑、失望等,帮助其增强战胜残疾的信心和勇气。因为,一方面只有在健康、良好的心理状况下进行出院后康复,训练效果才可能最为有效;另一方面在出院前及时发现患者所存在的心理问题,可以充分利用医院的医疗条件加以处理,避免将问题带回家,增加家庭康复的困难。

(2) 其次需要注意的是,家人除了要对患者进行心理鼓励,鼓励患者树立信心,对患者多加照顾外,还应该鼓励患者多活动,让患者做一些力所能及的日常事情,不要总认为他有病,什么事都不让他做,这样并不利于患者的康复。我们进行康复训练的目的就是让脑卒中后的患者尽早挣脱其患者角色,进入正常的生活状态。偏瘫不严重的患者要让他自己拿东西,让肢体多活动。不要什么都帮助他做,更不要娇惯患者,不要让患者觉得大家伺候他是应该的。这种不良心态如果长期存在,将会给家里带来很大的负担,也非常不利于患者的康复,甚至有时会导致患者康复效果的倒退。

(3) 由于家人往往最了解患者,也是康复训练全过程最忠实可靠的监护者和辅助训练人,因此应积极配合和参与医学康复人员制定的出院康复目标、进行康复评估、出院后实施康复训练

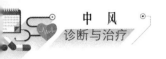

计划,并应尽可能多地利用各种方式学习与其疾病有关的医学、康复理论知识和训练技能,有条件的话最好能接受一定的专业培训指导,以便掌握正确的康复训练技术,在家庭和社区中帮助患者进行长期的康复。

(4) 患者出院后,家人与他相处密切,可以随时发现患者的变化,所以应学会观察患者的一些常见病情、残障及心理变化。在康复训练中一旦发现异常,应及时分析原因并告诉医护人员,以避免因患者病情发生变化,却未能及时报告、处理而导致残障程度加重和出现意外,如脑血管病后遗症再次发生脑梗死或脑出血等。

(5) 出院前应和主治医师多沟通,充分了解患者目前的治疗方案,同时与社区医院医生建立联系,了解本社区或邻近社区中有哪些康复设备可用,了解目前治疗方案中哪些药物可直接在本社区医院中获得,哪些药物必须返回三级医院处方。了解社区中是否有"中风俱乐部",鼓励患者参加。对于家庭经济有困难的患者,可与患者单位及街道等有关部门联系和反映,以获得适当的帮助和补助。

(6) 家里最好备有血压计、血糖仪,可以随时监测患者的血压、血糖,有利于治疗效果的判断,也可及早发现病情变化,有利于及时调整治疗方案。

(7) 出院后患者需要坚持不懈地康复锻炼,社区的康复设备可能并不完善,所以在家庭中设置一些针对患者需要的小康复器材是非常必要的,比如助行器、手指展开器、手指握力训练器、数字及图案卡片等。特别要提请注意的是,训练中的安全保护措施非常重要,患者出院后在家庭中使用的专用康复设施一定要牢固,经康复人员认可,并随时检查,及时发现可能存在的安全隐患,以防止患者在康复训练时摔倒和发生意外。

如何营造良好的家庭环境

　　脑卒中患者的家庭康复和家庭环境同样有密切关系,环境可分外环境和内环境。

　　外环境也是硬环境,指的是家庭的装饰布置和室内外状况,对一个脑卒中后行动不便的患者来说,家庭布置显得尤为重要。脑卒中后的患者大多有一侧肢体瘫痪或不同程度的行动不便,在家活动常会因行动不便而被摆放不恰当的家具绊倒,如随意放置的桌子、椅子,过高的门槛或湿滑的地板都可使患者出现意外跌倒或受伤,所以患者的房间尽可能要安排得宽敞一些。若房间较小的话应尽量少放不必要的家具,让患者有适当的空间,以便行动和转身。家中有轮椅的,应撤除家中的门槛,房门宽度要大于轮椅的宽度,大约为 130 cm。若是复式或错层结构应改造成坡,以便轮椅推行。总之家居总体环境要整洁、舒适、有条理,家具简单实用,摆放合适有序,各种日常用品、日常衣物都应井井有条,摆放在患者随手可取之处。

　　内环境也是软环境,指的是家庭的气氛,家庭成员之间互相团结、信任、尊重、理解。在家庭的生活空间里,洋溢着平等民主、文明礼貌、温馨和睦的氛围,患者置身其间可得到精神享受

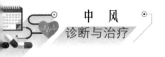

和支持。环境的优劣是靠家庭每一位成员努力来营造的,它对脑卒中患者的康复起到不可小视的作用。

家居布置具体要注意些什么

1.卧室

卧室总体色调要淡雅柔和,墙的颜色以淡黄、水绿、浅蓝等为宜,给人一种宁静舒畅的感觉。不宜用深色或红色,否则会使人有压抑或烦躁感。

(1)对刚出院的患者来说,床在卧室中的安排极其重要,过高或过低都不利于患者的上下起卧。床的高度一般可以参考与轮椅的高度相等约为130 cm,以便体位的移动,床边应至少留有1 m的空间便于轮椅移动。有条件的可以购置一张多功能的摇床,使患者能随意改变半卧位的姿势,还可以调节两下肢与膝关节的高低位置。床垫软硬要适中,太软起身不着力,太硬久卧感觉不舒服,时间长了容易出现皮肤溃烂和压疮。安装侧边扶手,可以确保安全,防止掉床,还可以作为翻身的辅助器具。

(2)衣柜中衣服的放置要合理。四季衣服要分门别类,根据季节把平时常穿的替换衣服放在患者随手可拿到的适当位置,以保证患者在拿衣服时不需要过度地伸手、弯腰或踮脚,使身体能维持平衡。若是坐轮椅的患者更要注意衣服要放在坐轮椅时顺手可及之处。如果卧室宽敞,最好放置一个开放式衣架,把经常要穿的衣服挂在上面,拿取更为方便。

（3）卧室的过道上要安置夜视灯,开关掌控要方便,夜里起来要开明灯以保证夜间活动有充足的光线。最好在床边铺置地毯防滑,避免行动不便的患者夜里起床跌倒。对于偏瘫伴有失语的患者,应有家人陪伴于卧室照料起居,床边也应安装呼叫器开关。万一患者有什么事情,家人又暂时不在身边的时候,只要一按按钮,呼叫器发出铃声,能使患者得到及时的帮助。

2. 卫生间

（1）洁净、明亮是卫生间的基调。浴缸或淋浴房的玻璃门应该去除,改为浴帘。浴缸的高度要合适,一般为 43～48 cm。在浴缸的边上要放一张和浴缸同样高的椅子,以便患者先坐在椅子上然后再缓慢进入浴缸。浴缸里可以在适当位置放一个定做的椅子,高度最好能随意调节的。若患者喜欢淋浴可坐在椅子上,但切记双脚一定要触及浴缸底。在浴缸或浴池边的墙上安装固定把手,安装位置要合适,使其能充分发挥作用。安装要牢靠,保证能支撑患者的体重而不松动,以便在洗澡或出入浴缸时方便借力。

（2）在浴缸底和淋浴房地板应放置有黏性的防滑垫,接近浴缸和淋浴房的瓷砖上也都须铺设防滑垫。尽量避免用毛巾或棉布做的垫子,因为这些东西容易起皱,会导致行动不便的患者站立不稳而跌倒。沐浴液、洗发水等洗澡用品均应放在方便取到的位置。

（3）浴室内多安装一些挂衣钩,可方便挂放衣物和毛巾。洗澡水温度不宜过高,最好在 37 ℃左右。偏瘫或行动不便的患者洗澡时一定要有家人帮忙,时间不宜长。刚出院或全身状况较差的患者一般不适合洗澡,可由家人在床上进行清洁护理。洗

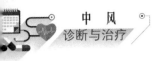

完澡后不要用小毛巾擦身,应用大浴巾裹身或用毛巾做的浴袍套在身上擦干身体,这样可减少弯腰等动作,既能少费力气,还可以防止不小心跌倒。

(4)洗漱台安置在浴池另一边,应高度合适,一般不超过85 cm。洗漱台前应有凳子,坐在凳子上正好对着洗漱台镜子。洗漱用品放在患者伸手便可拿到的一侧,一般放于患者健侧为好,因偏瘫患者都以健侧为活动主力。水管应该采用隔热处理,冷热水最好混合通过单个水龙头,水温最高不超过45 ℃。

(5)坐便器高度在43~48 cm为宜,便于患者从轮椅上水平转移,减少患者站立坐下的次数,避免不必要的体力消耗。坐便器应有一侧靠墙壁,墙上装有把手方便患者借力。卫生纸等用品放在便器旁随手可取的位置,最好置于患者的健侧。

(6)若有条件可在浴室里安装对讲机或呼叫机,当需要什么东西或有什么情况需要帮助,可用对讲机求助或按铃呼叫。脑卒中患者若肢体尚未恢复正常功能,不宜一人在家洗澡以免发生意外。

(7)卫生间照明要亮,除常规电灯外,还要安装夜视灯,通往浴室的过道上夜视灯要常亮。过道上应安装扶手,患者行走时可握住扶手帮助平衡。

3. 厨房

方便、简洁为原则。对轻度脑卒中的患者而言厨房还是会经常出入的,自己能做的事应尽量自己做,积极参与家庭力所能及的日常劳动,不仅锻炼关节,防止肌肉废用,还可增加自信,增添生活的乐趣。如果患者一人在家时,家人要把需要用的锅、盆、碗、筷等餐具以及油、盐、酱、醋摆放在患者容易拿到的地方，以避免患者过度伸手、弯腰或用力去拿。厨房内安装饮水机以方便饮用，且比热水瓶减少了很多危险性。在厨房安置微波炉，使烹调更方便、安全。

4. 阳台窗台

阳台或窗台可养植一些绿色植物，如万年青、铁树、文竹等，还可在鱼缸中养殖一些金鱼、小乌龟，增添生活情趣。望着这些小宠物在水中游来游去，悠闲自得，仿佛置身于大自然中，使人气定神怡，恬淡安逸。

5. 求助装置

有脑卒中患者的家庭，可考虑购买手机或智能手环，方便患者呼叫。若社区有条件，应在家里安装和物业公司或社区卫生中心相通的呼叫机，若遇到困难或急事需要帮助时可按铃求助。

压疮有何危害

压疮与体位有关，好发于身体受压部位，最多见于骶部、足跟部、肩部、肘部。发生先兆是受压部位皮肤变色、发红，继而破溃流液。对于长期卧床的患者，家人每天都要检查这些部位的皮肤是否有变色、发红等异常现象。如果护理不当任其发展便会发生组织腐烂，发出难闻的臭味。不仅患者饱受皮肉之苦，又是危险的感染源。许多脑卒中患者出现发热、败血症甚至骨髓炎都是压疮惹的祸。但只要护理得当，压疮是可以预防的。

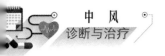

如何预防压疮

（1）至少每 2 小时给患者翻身一次,翻身时应将患者抬起挪动位置,切忌强行推拉患者;便盆四周要光滑,床单不要有皱褶。

（2）侧卧位时应保持床铺与患者背部成 45°角,在背部垫一软枕,使一部分重力落在软枕上,另一部分落在臀大肌上,避开股骨粗隆部的隆突处。患者取半卧位时,应在足底垫上软垫或枕头,不要让足跟直接接触床铺,足部上不要盖得过重,否则很容易引起足跟压疮,这一点常被忽视。

（3）经常清洗皮肤,使汗液、皮脂腺分泌通畅,避免皮肤上微生物繁殖,促进血液循环。每次擦洗后都要洒上爽身粉,以保持皮肤光滑干燥,减少摩擦,这对大小便失禁及出汗多的患者尤为重要。

（4）经常为患者按摩足部及其他容易受压部位,有条件的家庭可以应用气垫床,以减少压疮的发生。对髂骨、尾骶部等无组织包裹的皮肤,可用热水擦洗后涂擦安尔碘,每 4～6 小时 1 次,有利于预防压疮发生。

（5）注意饮食中补充充足的蛋白质及维生素。

已经出现压疮了怎么办

压疮分四期,每期的护理方法有所不同。

第一期:皮肤完整,常出现红、肿、热、痛和硬结,多位于骨隆突起处。此期应采取多种措施变换体位,防止局部皮肤持续受压。可用饮用水或生理盐水清洗患处,局部用美皮康敷贴。

第二期:红肿加重,表皮和部分真皮缺损,出现浅表的粉红色创面,表皮有完整或破溃的水疱形成。此期仍应积极变换体位,防止局部皮肤持续受压,同时加强营养支持。以饮用水或生理盐水清洗患处,局部美皮康敷贴。直径>5 mm 的水疱,用无菌注射器抽吸水疱内液体;小水疱则尽量保留水疱的完整性。

第三期:全层皮肤缺失,可见皮下脂肪,有腐肉、可出现潜行和窦道。

第四期:全层组织损伤,并有骨骼、肌腱或肌肉暴露,基地可见腐肉和焦痂,常有潜行。

压疮进展至第三期,则必须去医院治疗,以免细菌入血引起败血症。

大小便失禁如何护理

患者因怕小便多,增加麻烦而拒绝喝水或少喝水。家人要鼓励患者多饮水,每天理想的进水量是 3 000 ml 左右,多排尿可预防尿路感染和膀胱结石。男性患者尿失禁可用阴茎套接一尿管集尿。定时取下阴茎套,使局部皮肤干燥,防止尿道口包皮糜

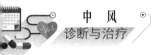

烂。另外,也可用保鲜袋直接在阴茎上打结或用小夹子卡住,但家人要经常留意保鲜袋以防滑脱。女性患者可用尿布或尿裤,及时更换,经常用温水擦洗会阴部保持干燥。家人要训练患者自行排尿,每2小时使用便盆或尿壶一次。大便失禁的患者于臀下垫吸水性强的软垫,大便后及时祛除污物清洗局部,扑上爽身粉。

尿潴留如何护理

小便排不出聚集在膀胱里称为尿潴留。可用热水袋或热毛巾(不要太热以防烫伤皮肤)敷下腹部膀胱处,用手轻轻按摩逐渐加压向下推,尽量排空尿液,不可用力太大,不可压迫膀胱中部,每3～4小时按压1次。同时还可将水龙头打开,潺潺的流水声会引起条件反射。若仍不见效,应及时送往医院导尿。平时家人要教会患者收缩肛门括约肌及卧位抬臀的动作,有利于重新恢复排尿功能。

便秘如何护理

由于患者卧床时间长、活动少、进食少、食物纤维素含量低、肠蠕动差,常常引起便秘。加上有的患者不愿意麻烦家人,自行抑制便意或拖延排便时间等又使便秘加重。这种情况除了膳食中增加纤维素和适当服用蜂蜜等润肠食品外,还可用轻泻剂。当有便意时,将开塞露塞入肛门刺激排便。如果还不奏效,家人可戴上手套将大便抠出。定时排便,多喝水(如每天清晨饮水一杯)、多活动、经常做挺腹和收腹运动,促进肠道蠕动是解决便秘有效办法之一。

如何预防呼吸道感染

长期卧床的患者很容易肺部感染。家中要保持空气流通,经常开窗保持空气新鲜,衣服、被褥应经常在太阳下晒,避免尘螨滋生产生污染。天气变化时及时增减衣服,室内禁止吸烟,注意口腔卫生,随时清除呼吸道分泌物。出现咳痰不畅时,除了用化痰药外,雾化吸入、拍背祛痰也很重要,拍背引起震荡,被稀释的痰液松动而排出,反之积于肺内容易造成感染。家人要鼓励患者将痰液咳出来,经常做胸部扩张、深呼吸等动作,定时改变体位。

下肢深静脉血栓形成如何护理

长期卧床患者由于缺乏下肢肌肉对静脉的挤压作用,使血流缓慢,给下肢深静脉血栓形成创造了条件。突然出现下肢肿胀,多见于左下肢,并伴有肿痛感是下肢深静脉血栓形成的主要

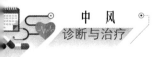

表现。在护理过程中,应注意下肢皮肤颜色和大小腿粗细,注意两侧对照,及时发现,及时就医。

坚持肢体锻炼,患者平卧位,交替抬高下肢45°,同时两足和脚趾上、下、左、右各运动10次,持续3~5分钟后休息2分钟,如此反复4~5次。每天运动4~6次。平时注意保暖,避免寒冷刺激引起血管痉挛。

脑卒中患者的护理需要注意的细节有哪些

脑卒中患者的护理是一项漫长而艰巨的工作,特别是对长期卧床患者的护理更是需要耐心细致。家庭护理人员最好能到社区卫生服务中心或康复护理中心学习,向有经验的护理人员请教。

1. 保持房间内良好的环境

房间应安静、安全、舒适,温度保持在18~20℃,相对湿度50%~60%,光线宜柔和,室内禁止吸烟。每天早晨开窗通风20分钟,忌对流风,避免患者受凉。

2. 饮食清淡,多吃蔬菜、水果

脑卒中患者多不能活动或活动不便,因此消化功能很弱,在饮食上宜清淡,选择易消化的食物,如粥、面条等。还要多吃些蔬菜、水果,促进胃肠蠕动,加强营养,防止便秘。因截瘫患者对大小便失去控制能力且行动不便,所以还应注意饮食卫生,防止暴饮暴食,避免饮食不当造成腹泻。如腹泻应及时清洁肛部,涂擦油膏,以保护肛周皮肤。需要鼻饲的患者应注意,鼻饲食物不宜过冷或过热,鼻饲时不宜过快过多,一般每 2 小时 1 次,每次 200 ml,温度 37 ℃左右。

3. 加强口腔、眼睛的护理

定期做口腔护理,早、晚刷牙,每顿饭后用温开水漱口,将水含在口腔内,鼓动双颊及唇部,使水充分接触牙齿、牙龈和口腔黏膜,同时转动舌头,使漱口水通过牙间隙,把滞留在口腔各处的食物碎屑随漱口水吐出,每次含漱 3～4 口。眼睑不闭合者,用生理盐水纱布敷盖眼部,并定时更换,以免角膜干燥。

4. 会阴部护理

每天定时(如早 8 时或晚 8 时)用药物或按摩等促进排便,养成规律大便的习惯。可按摩腹部,促进降结肠上端内容物往下蠕动以协助排便,必要时帮助患者用手指挖出肛门内粪块。插尿管者应每 3～4 小时放小便 1 次,以免膀胱挛缩,每 2～4 周更换导尿管,预防尿路感染。有尿失禁者应随时更换尿布,保持被褥清洁干燥,每天用温开水清洗肛门会阴部,预防感染。

5. 防止皮肤感染

患者因长期卧床,皮肤容易发生感染,为预防压疮形成,要勤按摩、勤擦洗、勤换衣,尽量用全棉床单,床铺要平整、清洁、柔软。通常每 2 小时翻身 1 次,时常改变坐姿和睡姿。如发现受压皮肤发红,除按摩外,可给予热水袋热敷,热水袋温度为 50 ℃最佳,不可过高,必要时及时就医。

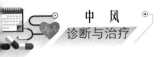

6. 心理支持

对待患者态度和蔼,动作轻柔,家人应该从各方面关心体贴、耐心照料,应耐心向其解释病情,经常与患者谈心,帮助患者正确对待自己的疾病,使患者逐步树立起战胜疾病的信心,促使病情好转。利用各种互动方式如谈话、读报、听收音机、录音机、看电视等对患者进行有意义的感官刺激,鼓励患者运用尚存的知觉来克服已出现的缺损,逐步恢复交流沟通、认识、思维、感情等重要功能,以回归社会,提高生存质量。

怎样在出院后保证患者不中断药物治疗

脑卒中患者多伴有高血压、糖尿病、肥胖、高脂血症等危险因素,以及心房颤动(房颤)、心脏瓣膜病等基础疾病。这些危险因素所导致的脑动脉粥样硬化是脑卒中的主要原因,而上述基础疾病也是脑卒中的重要病因。在临床症状好转后脑卒中的致病基础并未完全消除,脑卒中仍然可能重新复发,所以要求患者坚持危险因素的控制和基础疾病的治疗,方能有效地预防脑卒中复发。

(1) 患者必须了解疾病发生的原因、危险因素,控制和治疗危险因素对预防脑卒中再次发生的重要性。家人可以在日常护理时,多和患者交流对疾病的认识,使其知晓疾病治疗的必要性。

(2) 记录下患者规则服药后血压、血脂、血糖的情况,让患者能感性地看到药物治疗的效果,适时给予鼓励。

(3)鼓励患者参加"中风康复俱乐部",与病友互相交流康复心得和体会,并能互相激励、互相扶持,从中得到力量,看到疾病康复的希望,从而增加自信心和治疗的依从性。

(4)家人可以为患者准备装药的小盒子,超市、药店都可以买得到,分3行7列,共21个小格,用记号笔标明星期一至星期天,早上、中午、晚上,将要服用的药物分装进去,按次序服用。这样就算家人有事不在身边,患者也可以在保姆的照顾下或者自行服用药物,避免漏服或错服。

(5)如果患者在治疗过程中对某种药物有疑虑或者服用后不适,应尽早联系他的主治医师,看是否要停药或换用其他药物,切忌自行停药。

脑卒中患者出现哪些情况必须及时送诊

(1)当脑卒中患者突然出现头痛、呕吐、口齿不清、抽搐、手脚不能动、摔倒、大小便失禁或迅速进入昏迷等情况,应高度警惕再次发生脑卒中的可能。家人或周围人应保持头脑冷静,不要惊慌失措,不要对患者大声呼唤或使劲摇晃其身体和头部,也不要将患者扶起,以免加重病情。应2~3人同时将患者抬起,一人托住患者的头与肩,保持头部不受震动,一人托住患者的背部或臀部,另一人托住患者的臀部和(或)腿部,同时将患者抬起,轻轻平放在床上。头部略抬高,稍向后倾,并偏向一侧,若有假

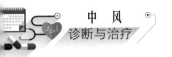

牙应及时取下,并迅速清除口鼻中的呕吐物及痰液,防止窒息,解开衣领,保持呼吸道的通畅。若有抽搐,可将小毛巾垫于口中,防止舌咬伤。若当时只有一人在场,不要放下患者不管而跑出去打电话或找人帮忙,应先将患者就地取平卧位,头偏向一侧。采取上述措施后,应立即拨打"120"急救电话。

(2)高血压患者应经常随访血压,家里要备有血压计,如患者出现头晕、头痛、胸痛等不适时,要及时监测血压,如发现血压明显升高或降低,应该及时送诊。

(3)患者如果出现持续不能缓解的胸闷、胸痛、呼吸困难、发绀,应嘱咐患者安静平卧,并马上送诊。

(4)合并糖尿病的患者,如果出现心慌、手抖、出冷汗、意识不清,要考虑到低血糖可能。如症状较轻,且家中有血糖仪,可先测指尖血糖,证实是低血糖,可先予口服糖块。如症状较重,但患者意识尚清,应立即按低血糖处理,进食含糖食物,并尽快送诊。

(5)长期卧床的患者,容易并发肺炎,如发现患者咳嗽、咳痰症状经过口服药物治疗,没有明显好转,并出现高热、精神倦怠、呼吸频率明显加快、喉头明显痰鸣音、胸闷、口唇发绀,应及时送诊。

(6)脑卒中患者好发压疮,多发于身体受压部分,如骶部、足跟部、肘部等。首先表现为受压皮肤变色、发红,家人可以给予局部按摩、避免局部皮肤继续受压等措施,同时要每天观察局部皮肤改变。如果发现皮肤破溃、流液,甚至流脓、腐烂,应马上就诊,避免感染继续扩散。

如何合理安排脑卒中患者的作息时间 ⟜⟞————

脑卒中患者出院回家,不仅意味着患者的病情平稳或好转,更意味着患者将开始疾病治疗的新阶段,也是患者重新回归家庭和社会的开端。但需要考虑到的是,医院里许多设施是专门为脑卒中患者设计的,如专用的床、轮椅、餐桌;患者的日常生活和康复活动都有专职医务人员照料,一旦离开医院,这些便利条件就全都消失了,患者和家人就感到困难重重。患病前,患者的生活不必刻意安排,但脑卒中后患者的日常生活就需要在每一天开始之前计划周全,并安排得井井有条。

1. 合理安排作息时间

调整作息时间。制定家庭康复目标,包括长远目标和阶段目标,并根据这些目标来安排患者的时间和日常生活。

首先,日常生活要有规律。合理有序的生活能使患者更有效地利用时间进行各种功能锻炼,早日恢复昔日独立的自我。其次,在日常生活中要有时间概念。出院回到家的最初几周中,常常无法预料日常生活中的许多事情会花费患者多少时间。这是因为以往非常简单和随意的日常活动在脑卒中后可能变成需要耗费九牛二虎之力才能完成的事情。这就需要与患者目前的现实生活有一个重新磨合的过程。建议在这期间记录下什么时候做了什么事情,花了多少时间,当时患者有什么感觉等,便于以后调整患者的作息时间。此外,有时间概念有助于患者按照

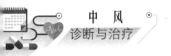

计划做事,渐成习惯,则不易遗漏。

2. 制定一个符合患者需要的日程表

可以使用日历提醒要进行的临时性活动,如外出、看病等。而每天的日程安排则可提醒患者按时完成日常活动而无遗漏。对于视力有障碍的患者有一个会鸣叫的时间提醒器则更为方便。为了能方便地看时间,建议使用较大的、指针和时间刻度都很清晰的时钟或手表,这样患者只需一瞥就能知道时间了。如果有条件,建议在不同的地方多放几个钟,以免为了看时间而来回跑。这有利于把重要的活动,如肢体、语言的康复锻炼等放在首位,并根据活动的轻重缓急来按比例分配时间。

制定一张日程表,并且每天在上面写写画画是颇为实用的一种做法。通过这张日程表,患者可以花费很少的精力却得到一个康复的督促者。

首先,在日程表中患者需要设置一系列相对固定的日常活动及时间安排,如起床、三餐、服药、洗澡、功能锻炼、睡觉等。这时患者回家最初几周记录的活动时间信息便在此时派上用场了。其次,在日程表中留有足够的空间,以便及时记录下患者在某一时刻的特殊感觉,如乏力、心悸、疼痛等,哪怕是匆匆的一笔。如果精力充足,建议患者把自己良好的感觉也在适当的地方记录下来。这是健康问题的第一手资料,非常重要。患者可以同家庭医生、康复医师就这些问题进行讨论。通过患者的详细记录,医生更易于发现使患者感到不适的原因,及时提出建议,调整用药或康复活动量。

值得注意的是,日程表的制定应当具有实际意义和可操作性,也就是说所制定的这张表应当是患者在当时能够按照其去做的。当然,日程表是一个相对固定的日常生活模式,并非总是一成不变的。根据身体状况、康复的进展和家庭情况,患者的日常生活和日程安排需要不断地调整。经过反复修改调整,患者的日程表将成为家庭康复的航标。

下面有一张日常生活日程表的样张(表1),它不一定适合于每个患者,但至少可以有一个参考作用。可以将患者的血压、血糖、药物及其他患者愿意与医生和康复专家讨论的问题或讨论结果写在上面。也可根据日程表上的记录数据,如血压、血糖水平等,制作一张曲线图,这会更有利于患者自己和医生对其健康状况进行正确的评价。

表1 日常生活日程表

时 间	日 常 安 排	血压	脉搏	药物	备注
7:30	起床;测量血压;洗漱;服早餐前的药物				
8:30	早餐;休息;服药				
9:30	康复锻炼;外出等				
11:00	休息、看报、看电视、打电话等;准备午餐				
12:00	午餐;服药				
13:00	休息、午睡				
15:00	康复锻炼;吃点心、水果				
16:30	洗澡、休息;准备晚餐				
18:00	晚餐;服药				
19:00	休息、看电视;准备好次日要用的东西或要穿的衣服				
21:00	服药,睡觉				

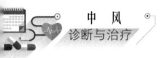

怎样帮助脑卒中患者完成最基本的日常生活

患者虽然出院回家,但疾病所带来的躯体和心理上的问题仍会使患者感到很虚弱。在家庭的现实生活中,患者应当是一个活跃的参与者,而不是旁观者。以往十分简单的事情,如起床、穿衣、吃饭、外出等,在脑卒中后都有可能会需要患者付出更多的精力、时间和耐心,并且有时还需要在他人的帮助之下才能完成。那就让我们从最基本的日常活动,如起床、穿衣、洗漱、吃饭、洗澡等开始。

脑卒中患者如何起床

脑卒中后由于肢体肌力减退、感觉变得迟钝或平衡能力下降,患者常常会选择"静养"的方式来达到身体复原的目的。尽管这样似乎最省事,但事实上这并非上策。我们都知道"用进废退"的道理,因此,完全卧床或尽可能不动的"静养"方式无论对身体还是心理上都会产生不良后果。长期卧床会降低心搏出量,减少肺容量,会造成肌肉萎缩和骨质疏松,机体对血压的调节功能也会减退,而肺部感染和压疮的发生机会则大大增加。从心理上讲,丧失生活自理能力会使患者本人对自身的价值产生怀疑,从而产生强烈的挫败感和失落感,抑郁焦虑也会随之而来,这些都对患者的疾病康复和回归社会极为不利。

所以对于脑卒中后在家中康复的患者,最好能每天起床和穿衣。哪怕患者不能行走,可以在舒适的椅子上抬高双腿休息或打盹。当不想睡觉但想放松休息时,患者可以听广播、音乐、戏剧等,或者浏览报纸和杂志、看电视等。当患者感到劳累时,例如洗完澡、锻炼身体后,再回到床上去,总之,尽可能不要使自己处于终日卧床状态,除非患者确实想睡觉或十分虚弱。

早晨醒来后患者不必马上起床,可以在床上慢慢伸展四肢,做关节活动锻炼,患侧的肢体可借助于健侧肢体帮助活动。如果有困难,可以请他人帮助患者的肢体和关节进行被动运动。起床前的活动有助于患者放松一下睡眠后略僵硬的身体。

在从床上坐起来以前,先以翻身做准备工作,这可以使身体两侧都得到一定的活动。在准备下床时应事先考虑好是从床上移到轮椅上还是直接站起来。注意慢慢地移动,不要突然改变身体的位置,以免出现头晕。起床后让患者双足着地感触地面,并坐在床沿边 2～3 分钟,这样可以使患者移动前确信有足够的力量保持身体平衡而不会感到眩晕。患者的脚落地时,足尖要向前而不是向内或向外,以使之处于最佳的平衡状态。如果医生规定患者需要使用矫形鞋、腿支架或吊带、夹板,则应该在站起来以前就将这些东西安装好。

安全移动身体。开始移动前,先计划好向哪里移动,是移动到轮椅上还是站起来,以及如何移动,然后慢慢地起床,再开始

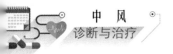

挪动身体。

移动前,任何可能引起意外的东西,如椅子、桌子、不穿的鞋子等一切脚下挡道的东西必须移开。当从床上移到轮椅上时,轮椅两侧的制动装置应处于锁定位置,使轮椅固定而不会滑动。如果床脚装有轮子,也应该使之固定。

移动体位时患者和护理人员需要不断相互交流,告诉对方自己想要如何行动,以便对方能配合默契。护理人员不应当催促患者,而应让患者有足够的时间调整自己,小心而有条不紊地完成每一步。

如果患者需要手杖,则预先准备好。使手杖的支撑和患者的双腿均匀地承受自身的体重。移动体位时,护理人员可扶着患者的背、肩及肘以保证患者的肩关节不脱位。对于患臂的扶持方法是:护理人员站在患者后面,用一手扶住患者的肩,另一只手紧握患者的手,患者的患臂肘部弯曲,注意不要向后拉。移动体位时最好朝患者的健侧方向移动,护理人员从患者的健侧扶住患者,并且小心不要挡住患者的视野,以便使其能看清自己要去的地方。

护理人员帮助患者移动体位时需要避免损伤自己的背或失去平衡,为此护理人员在帮助患者站立时应弯曲髋关节和膝关节,同时用腿部肌肉承受搬动患者时的重量,这样可以减轻背部肌肉的紧张。护理人员站立时可前后略分开双脚以提供宽大的支撑基础,这种体位可以保持平衡并方便快速转移其重量。护理人员在帮助患者移动身体时要小心,以免扭伤患者的手臂或腿,或是放在患者不舒服的位置。

如何完成从床到轮椅的转移及返回动作

（1）从床转移到轮椅：首先将轮椅放在患者健侧斜前方，刹车，并将脚踏板竖起。患者从床上起立后，用健侧手扶住远端轮椅扶手，以健侧下肢为轴，旋转身体，坐至轮椅上。

（2）从轮椅转移到床：首先用轮椅将患者健侧靠近床边，放在与床成30°～45°角的斜前方，刹车，竖起脚踏板。患者双足全脚掌着地，双侧膝关节屈曲，重心前移，健侧手扶轮椅扶手站起。然后健侧腿向前方踏出一步，以健侧下肢为轴，旋转身体，用健侧手支撑床面，重心前移，弯腰慢慢坐下。

（3）注意事项：开始训练时，家人要站在前方保护，根据患者康复程度逐渐减少帮助，直至其能独立完成。记住转移过程中，刹车要刹牢，脚踏板要竖起，每次训练动作要规范，逐渐养成习惯。

脑卒中患者如何穿衣服和脱衣服

患者衣裤宜采用透气、舒适的纯棉材料，宽松易穿，最好为前开式，也可将纽扣改成挂钩、拉锁或者尼龙搭扣；裤子用松紧带而不用皮带；鞋最好带尼龙扣或有带环的扣带。鞋子要大小合适，不能太紧，鞋底较硬防滑，患侧禁止穿拖鞋以防摔倒。为

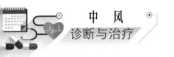

了避免劳累,把衣裤、鞋袜等放在患者随手就能拿到的地方。第二天要穿的衣服在前一天晚上就准备好。同时为了避免过多地弯腰、低头等动作,最好不要把衣服放在衣柜的最底层。

1. 穿、脱上衣

(1) 套头衫的穿法:患者取坐位,将套头衫平铺于自己的双膝之上(正面朝下、背面朝上、衣襟靠近身体、领口位于膝部);先穿患侧上肢,用健侧手抓住衣襟部,将患侧上肢从袖口穿出;健侧上肢穿过袖口,然后将双侧袖口拉至肘部以上;健侧手抓住衣服后身,颈部前屈,将领口自头部穿过;用健侧手拉平衣服的各个部分。另外,如果患者患侧上肢功能较好,就应该尽可能地做双手配合动作,多利用患侧手。

(2) 套头衫的脱法:用健侧手向前上方拉衣领后方,褪出头部,再褪出双肩、双手。

(3) 前开衫的穿法:患者取坐位,将衣服铺于双膝上(正面朝上、背面朝下、衣襟靠近身体、领口位于膝部,患侧袖口垂直于两腿之间);患侧上肢先穿入衣袖,用健侧手帮助患侧衣袖拉到最上方,健侧手沿衣领将衣服从体后绕过;健侧上肢自袖口穿过;用健侧手将衣服各部整理平整,单手扣组有困难,可将纽扣改成尼龙搭扣或揿纽。

(4) 前开衫的脱法:先脱健侧,再脱患侧。

2. 穿脱裤子

(1) 坐于椅子上穿裤子:患者取椅坐位,双下肢交叉,将患侧下肢搭在健侧下肢上;用健侧手将裤腿穿过患侧下肢,并拉至膝部;将患肢放下,将另一侧裤腿穿过健侧下肢;起立,将裤子提至腰部;最后用健侧手系纽扣或者挂钩。可以在患侧足下方铺防滑垫,以达到加强立位稳定性的作用。穿裤子时,要求患者具有良好的立位平衡能力。

(2) 坐于床上穿裤子:患者在床上或垫上取长坐位,用健侧手将裤腿自患侧下肢穿过,并拉至膝部上方;健侧下肢自裤腿穿出。或取仰卧位,用健侧手拉起裤子,在双侧骨盆交替抬离床面的时候,逐渐将裤子提至腰部;最后系纽扣或拉拉链。此种方法可为立位平衡能力较差的患者所采用。

(3) 脱裤子时,与之前顺序相反,先脱健侧,再脱患侧。

3. 穿脱鞋袜

(1) 坐于椅子上穿鞋袜:患者取椅坐位,双下肢交叉,患侧下肢搭在健侧下肢上面;用健侧手穿鞋或袜子。然后将患侧下肢放回原地,全脚掌着地,重心转移至患侧,再将健侧下肢放在患侧下肢上面,穿好健侧脚的袜子或鞋子。

(2) 坐于床上穿鞋袜:患者坐在床上,将双下肢屈曲,用健侧手穿脱鞋袜。

(3) 脱鞋袜时,顺序与上面相反。

脑卒中患者如何洗漱

无论患者是否起床,刷牙、洗脸等洗漱工作是必须要做的。因为洗漱不仅可使患者的皮肤、口腔等保持清洁,更重要的是洗漱后患者会感到精神振奋地开始新的一天。做这项工作时建议

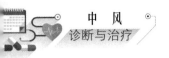

尽可能让患者自己动手,即便是患者躺在床上或坐在轮椅上。虽然患者能够使用的手不一定是原先惯用的手,但务必坚持。尽管可能别人帮患者洗脸要比患者自己动手快得多,但不要放弃让患者自己动手的机会。千万要让患者保持足够的耐心,使其有机会获得生活自理的成就感。

(1)洗脸、洗手:患者坐在洗手池前,用健侧手打开水龙头并调节水温,将水池放满,先用健侧手测试水温后洗脸。洗手时,先将患侧手放入池中,清洗健侧时,将浸湿的毛巾固定在洗手池边缘清洁健侧手。将毛巾套在水龙头上利用健侧手拧干毛巾,将毛巾放在健侧腿上,擦干健侧上肢,其余部位用健侧手擦干。

(2)刷牙:一般情况下,患者可用健侧手完成刷牙动作。需要清洗假牙的患者,可将带有吸盘的毛刷固定在水池边缘,便于操作。

脑卒中患者如何进餐

首先要尽可能在餐桌边和家人一起进餐,食物的选择上应多样化,适当增加蔬菜、水果和杂粮,这对于保持大便通畅十分重要。口味可以根据个人喜好,以低盐、低脂、低糖,清淡、营养丰富、平衡、易于消化为宜,避免辛辣和油炸食品。如果能够自己吃绝不要别人喂,自己吃饭有滋有味,会增加食欲。

可在进餐用的小餐桌上放一块防滑板,将餐具放在上面。碗或者盘子的一边突起或附加挡板,这样用勺子去取食物时,食物不会推出盘外,洒落在桌子上。

进餐时患侧上肢伸展平放在餐桌上,防止患侧上肢下垂,用健侧手进餐,座椅可使用轮椅或类似椅子,身体尽量接近餐桌,保持腰直立,双足着地。如果是右侧偏瘫,左手可用匙,先将要吃的菜拣在一个碟内,另盛一碗汤在面前。如需要喂食且不能坐起时,尽量选择被动坐起进餐姿势。

其次建议患者尽可能自己准备食物,当然可以在家人的帮助下进行。因为积极参与一日三餐的准备可以增加机体的活动,锻炼思维,而且也增进了与家人的交流。当然,不需要把一日三餐搞得太复杂,简单易做、营养均衡最为重要。厨房是患者做饭和制备点心的地方,因此建议重新安置好厨房的布局,以便于在需要的时候可以毫不费力地拿到碗筷、调料等物品。患者可以坐在轮椅上,这样就可以不用站立而在厨房里移动位置,从而节省体力。另外,准备一辆小推车,以便把食物带到餐桌上或把碗碟送到厨房。这样既节省体力,又比自己端碗碟进出厨房更加安全方便。相信患者亲自参与准备食物,并与家人一起在餐桌旁进餐会让患者有更大的独立感和愉悦感。

脑卒中患者如何洗澡

洗澡不仅能起到清洁皮肤的作用,而且有活血、舒展筋骨的作用,可使肌肤和精神都得到放松。但要知道,洗澡是一件需要消耗大量体力和精力的工作,因此做好洗澡前的准备工作十分重要。选择淋浴或盆浴都行,这主要是根据患者的身体状况和

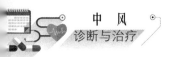

生活习惯而定。但由于淋浴消耗的体力较大,而且脑卒中后肢体活动受限,难以长时间站立,因此大多数人选择坐在有靠背的椅子上洗澡。要注意浴室的地板和澡盆内应铺上防滑垫。进出澡盆前一定要让自己的脚稳稳地踏在地上,必要时可利用澡盆上或墙上的扶手,或在他人的帮助下进行。毛巾、肥皂和洗发精等沐浴用品应放在伸手可及的地方,建议患者使用洗澡手套,这要比必须拿在手上使用的毛巾更合适,长柄的海绵或刷子也行。同样,使用液体的沐浴露或皂液要比块状的肥皂更易操作。

洗澡时间不宜过长,以免体力消耗过多,同时也不宜在通风不良的浴室内待得太久。洗澡前应对洗澡时可能需要使用的物品考虑周全并放在合适的位置,洗澡时有人在一旁相助则更好。洗澡的水温不宜过烫或过凉,一般来说洗澡水温与体温接近为好。尤其是感觉减退的患者,一定要有人帮助测水温或自己使用温度计,因为感觉减退的患者常常会在自己尚未察觉时就被过热的水烫伤。这不光在洗澡时要注意,在洗脸、洗脚或使用热水袋等取暖设备时都要小心。

洗完澡从澡盆里或淋浴房里出来后,不一定要马上穿衣服,尤其是在患者的肌力和平衡功能较差或身体还比较虚弱时。这时患者可以披上一件厚绒布浴衣坐下来休息一会儿。如果患者觉得头晕或非常劳累、腿脚乏力,就上床躺下来,等体力恢复后再穿衣服也不迟。

盆浴时进出浴缸可采用如下方法。首先在浴缸的一头垂直方向安放一块坐板。坐在坐板上,抓住墙上的扶手,一边转身一边将健侧腿放入浴缸。将后背靠在墙上保持坐位稳定,用健侧手把患腿抬起放入浴缸。用健侧手抓住扶手站起来向前跨一步,然后坐进浴缸。出浴缸动作相反。

脑卒中患者如何如厕 ◖──

如果患者有留置导尿管,则需要护理人员定时(每天1~2次)为患者做会阴部清洁。可采用1∶1 000的苯扎溴铵(新洁尔灭)溶液擦洗尿道口和导尿管,女性患者还需要清洁阴道口和大、小阴唇。

如果未留置导尿管但有大小便失禁,每次排尿排便后,需及时以温水清洗会阴部和臀部皮肤,然后用软毛巾擦干,以减少尿液和粪便对皮肤的刺激,保持皮肤干燥。必要时可用鞣酸软膏擦涂皮肤,以减少压疮的危险。护理人员应该定时给患者提供便盆,或协助患者上厕所,可减少大小便失禁的机会,并可训练排便、排尿功能。卧床的男性患者可使用食品保鲜袋套扎于阴茎接尿,以避免留置导尿管所导致的感染等并发症。但需注意保鲜袋结扎松紧合适,太松易导致尿液外溢,太紧可导致阴茎损伤。如果便秘,则需要摄入足够的水分,进食高纤维的食物,以增加肠蠕动。必要时使用一些轻泻剂或栓剂帮助排便,如麻仁丸、乳果糖、开塞露等。

如果病情稳定,自己能够或者在他人帮助下可以上厕所,应当尽可能避免在床上大小便。如上厕所较为困难但可下床,可以在家人的帮助下在床边大小便。卫生间地面应注意防滑,避

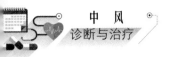

免潮湿；坐便器旁边需要安装牢固的扶手，以便抓扶；同时可安装呼叫装置，以备有紧急情况时使用；手纸、肥皂、毛巾等物品应放在容易拿到的地方；患者的裤子应宽松，易解开。如果是需要坐轮椅的患者，把轮椅推到坐便器旁边，固定好后，用患者的健侧肢体着力支持身体重心，并将身体重心逐渐转移到坐便器上坐下。护理人员应站在患者的患侧，扶住患侧肢体，但不要用力拖拽患肢，以免导致患肢肌肉或关节损伤。

如何和脑卒中患者进行交流

　　人是社会的一员，需要在社会的互动中实现自己的价值。人与他人、家庭和社会的互动也就是人际交流，这是人最基本的生活需要。人际交流的本质就是交流思想、沟通感情。

　　脑卒中患者大多数是老年人，其本来的生活圈子就比较狭小，与他人的交流也较少。脑卒中后由于肢体和语言上的困难，更易造成人际交流的缺乏。良好的人际关系和充分的人与人之间的交流无论是对脑卒中患者的身体康复还是心理康复都是一味良药。其重要性在于：有效的人际交流是脑卒中患者身体康复的催化剂，是心理康复的关键，是他们回归社会的桥梁，是健康的保障。

　　那么，如何进行人际交流呢？

　　首先要做好各项准备工作，包括心理上和物质上。无论是患者本人还是家人或护理人员都应当重视人际交流在脑卒中康复中的重要作用。患者不要因为有语言、文字或肢体运动等方面的功能障碍而有畏难情绪,回避与他人的交流。当然,这说起来容易,做起来难。这如同是原来耳聪目明的人突然变得耳聋眼瞎了一般,使人无法承受。但要记住任何恼怒、焦虑、沮丧等情绪都将于事无补。唯有积极地采取康复策略才能使自己早日摆脱困境。

对于家人来说,应具有足够的爱心和耐心。由于脑卒中造成的功能障碍会使他人与患者的沟通发生一定的困难,从而增加护理和康复工作的难度。虽然脑卒中后,尤其是失语患者语言交流有困难,但仍可以用其他方法来表示意愿和情感,因此不要对他们表现出悲观或不耐烦。很多患者的交流困难是暂时的,经过康复训练后可以有不同程度的改善。

同时,患者和家人都应知道,虽然语言是最为常用的交流方式,但其他方法也可以达到交流的目的,如手势、写字或画画,使用交流板或交流册,患者可以选择不同的方式来表达自己的意愿。交流板上的文字和图画可以根据患者的文化程度、视力情况、对文字和图画的理解能力而做调整。但有一个原则必须遵守,那就是要简洁明了。如果患者有失语,但能书写,可准备好纸和笔,让患者通过文字和图画来进行交流。

如何加强家庭生活中的人际交流

尽管脑卒中后的患者会有各种各样的功能障碍,但在家庭

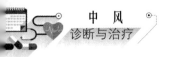
生活中还是应该尽可能地把患者当作正常人一样参与家庭的日常生活。家人可就家庭生活的一些事情征求患者的意见,如买什么菜、怎么烧、穿什么衣服、对广播或电视新闻的看法等。还可以让患者参加一些简单的、力所能及的家务劳动,如剥豆、拣菜等。一边做家务劳动一边还可以同患者闲聊,这一方面可锻炼患者的语言和肢体功能,另一方面这也是患者恢复家庭功能乃至社会功能的开端。

此外,还可以邀请一些亲朋好友来家中走走,创造条件让患者接触外界的人和事物,经常有新的信息刺激患者的大脑,促进患者与他人进行交流。但要注意,来访者不宜过多过杂,相互谈话时应充分考虑到患者的理解能力和表达能力,避免健康人之间交谈热烈而把患者冷落在一边的情况。

如果身体状况许可,患者可在家人的陪伴下走出家门,到社区中进行康复锻炼,这样患者与外界的人和事物就会有更多的接触机会,与他人交流的范围就扩大了。这不仅有利于患者躯体功能的康复,也有利于患者的心理康复,使患者早日回归社会。

脑卒中后什么时候开始康复锻炼对患者最有益

脑卒中患者常常会有偏瘫或一侧肢体肌力减退,什么时候可以开始患肢的康复锻炼呢?

尽早进行瘫痪肢体的康复能够促进身体的血液循环和大脑的新陈代谢,促进瘫痪肢体的功能恢复,防止瘫痪肢体肌肉挛缩和强直,增进身体健康,使后遗症减少到最低程度,降低脑卒中病残率,并使患者以积极的态度对待疾病,改善患者的精神状态。

虽然,医务人员提倡康复锻炼越早越好,但是患者和家人往往还是对早期锻炼顾虑重重,特别是脑出血患者,更是担心早期活动会引起再出血。其实,康复锻炼引起再出血的机会很小,脑出血患者进行康复锻炼,只要血压平稳,动作不猛,就不会引起再出血。一些有高血压、冠心病等其他脏器病变的患者担心锻炼会引起血压波动和心脏病发作,事实上,康复锻炼是循序渐进的,只要避免过度劳累和用力过度,一般不会有这些情况发生。所以脑卒中患者度过危险期后,就进入了康复锻炼阶段。

一般认为,缺血性卒中后,只要不影响抢救,就应该采取措施保持患者的肢体处于良好的位置,如果患者生命体征(血压、脉搏、呼吸等)平稳,神经系统症状体征不再发展,24小时后即可开始康复治疗。出血性卒中患者约为2周以后开始康复治疗。

急性期如何进行康复锻炼

缺血性卒中在发病后2周内、出血性卒中在出血后1个月内为脑卒中急性期。

1. 选择正确的体位

这有助于保持身体协调平衡以及防止肌肉萎缩。头和颈应在一条直线上以保持身体平衡,坐位时髋部屈曲,将体重均匀分

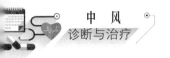

布于身体两侧。注意保持患肢处于功能位置。瘫痪肢体的手指
关节应处于伸展、稍屈位,手中可放一块海绵垫、毛巾或纱布。
肘关节微屈,上肢稍外展,避免关节内收。髋关节和膝关节也应
伸展,踝关节稍背屈,以防止足下垂。为防止患肢畸形,可用矫
形装置将患肢固定于功能位,如瘫痪的下肢予以穿"丁"字鞋
固定。

2. 进行肢体活动

脑卒中急性期,生命体征稳定后,在不妨碍治疗的前提下,
应立即开始进行患肢的按摩和被动运动。

(1) 按摩:按摩可通过神经系统,反射性地调节身体功能,使
瘫痪肢体的血液循环和淋巴循环得到改善,营养局部皮肤和肌
肉,增加肌肉和韧带的伸缩性,解除肢体的挛缩、畸形及肌肉痉
挛。按摩包括按、摩、揉、捏四法,掌握原则为先轻后重、由浅及
深、由慢而快。每天2次,每次20分钟。具体方法如下。

● 上肢:用两手由上而下捏拿患者瘫痪的上肢肌肉,然后重
点按揉和捏拿肩、肘、腕关节;用左手托住患者的腕部,用右手持
患者的手指,每次5分钟。

● 下肢:用两手由上而下捏拿患者瘫痪的下肢肌肉,重点
捏拿和按揉髋、膝、踝关节,然后用手掌将下肢轻抚几遍。每
次5分钟。

● 腰背部:患者取俯卧位,按摩者站在其右侧,用两手拇指按
摩背部脊柱两侧,由上而下进行,并用手掌在背腰部轻抚几遍。
每次5分钟。然后用两手由上而下捏拿患者瘫痪的臀部及下肢
后侧的肌肉群,轻抚几次。每次5分钟。

● 关节:患者取侧卧位,患侧向上,按揉肩、肘、髋、膝等关节。按摩时手法须刚柔兼施,切忌动作粗暴。

(2) 被动运动:被动运动是指全靠外力(既可借助他人或自身健侧肢体,也可借助康复器具)来帮助肢体运动。它可活跃肢体血液循环,牵伸肌腱和韧带,放松痉挛的肌肉,恢复关节的活动度。对于肢体瘫痪严重,不能自己锻炼的患者,护理人员应帮助他们做被动运动,包括肩、肘、腕、指、髋、膝、踝等关节的内收、外展、旋转及屈伸等运动。

如患者取仰卧位,用健侧手拿起瘫痪的上肢,缓慢地伸展和屈曲肘、腕、指关节,每次被动运动 10 分钟,上、下午各一次。对意识清醒的患者,在被动运动的同时,可配合意念主动运动。每天被动活动 2～3 次。

3. **主动运动**

当患者神志清楚,生命体征平稳后即可开展床上的主动运动训练,以利肢体功能的恢复。

(1) 深呼吸运动和咳嗽运动:这两种运动的目的在于增加肺活量,增进肺血液循环以利于排痰,防止肺部感染。其方法是:尽量深吸气,使胸廓充分扩张,然后再将气吐尽,使胸廓容积变小。如此重复 1～2 分钟,而后轻轻咳嗽 2～3 声,每天重复数次。

(2) 挺腹与收腹运动:这项运动的目的在于通过腹部肌肉的收缩运动使腹腔容积和压力改变,增进腹腔血液循环,促进肠蠕动及腹腔脏器的功能,以增进食欲,促进排泄。其方法是:吸气,将腹部尽量隆起,使腹腔容积尽量扩大,然后再缓慢收腹,使腹腔容积变小。如此重复 1～2 分钟,每天重复数次。

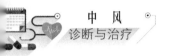

（3）四肢肌肉的收缩与松弛：这项运动的目的在于通过收缩与松弛四肢肌肉，使血管受到机械挤压、按摩，达到舒筋活血、促进代谢、防止肌肉萎缩、防止血栓形成的目的。其方法是：缓慢收缩四肢的肌肉，然后放松，各肢体可轮流运动。如此重复1～2分钟，每天重复数次。

（4）关节的伸屈运动：这项运动的目的在于通过四肢各关节做有规律的伸、屈等活动，达到舒筋活血、防止关节强直的目的。其方法是：缓慢屈伸、内收、外展、旋转各关节，如此重复1～2分钟，每天重复数次。

（5）Bobarth握手：嘱患者将患侧手五指分开，健侧手拇指压在患侧手拇指下面，余四指相对应交叉，并尽量向前伸直肘关节，以健侧手带动患侧手上举，在30°、60°、90°、120°位置视患者情况要求其保持5～15分钟，手不晃动，不要憋气或过分用力。

（6）桥式运动：嘱患者取仰卧位，双手交叉，患侧手拇指在上方，双侧上肢肩关节屈曲呈90°，肘关节伸展，膝关节屈曲，双足底平踏在床面上，用力使臀部抬离床面。辅助者可以站在患者的患侧，一只手掌放于患侧膝关节的稍上方，在向下按压膝部的同时向足前方牵拉大腿；另一只手帮助臀部抬起。随着患者的进步，辅助者可在逐渐减少帮助的同时，要求患者学会自己控制活动。完成此动作时，要尽量使臀部抬离床面，并保持稳定，两膝关节尽量并拢。抬高的高度以患者最大能力为限，嘱患者不要过分用力、憋气等，保持平静呼吸。时间可从5秒开始，渐至1～2分钟，每天可做2～3次，每次做5下。这对腰背肌、臀肌、股四头肌均有锻炼意义，有助于防止甩髋、拖足等不良步态的发生。

(7) 床上移行:教会患者以健侧手为着力点,健侧肢为支点在床上进行上下移行。健侧手握紧床头栏杆,健侧肢助患肢直立于床面,如桥式运动状,臀部抬离床面时顺势往上或往下做移动,即可自行完成床上的移动。若患者健侧手力量达到 5 级,可教患者以手抓住床边护栏,健侧足插入患肢膝关节下向健侧或患侧翻身。

(8) 翻身运动:翻身能刺激全身的反应和灵活性,是重要的治疗性动作。但要掌握循序渐进的原则,先被动翻身,再逐渐过渡到主动翻身。被动翻身前要向患者交代翻身动作要领,要求患者用健侧肢体协助患侧肢体进行翻身。无论向健侧还是向患侧翻身,都应将患侧肩放在不引起痉挛的体位。患者经被动翻身训练,掌握了一定的翻身技巧,躯干控制能力改善后,可逐渐减少对患者的帮助,使其过渡到主动翻身。

主动翻身的方法有两种。

① 第一种方法:患者两手十指交叉相握,掌心相对放在中线位置,然后伸直,两手上举过肩,使患侧肩在翻过身后能维持在正确的位置上。两膝弯曲,两脚平放在床上。若向患侧翻身时,患侧膝可不用弯曲。这样翻过来后髋关节是伸直内旋位;可防止将来行走时髋伸不直。若向健侧翻身时,患侧膝要放在健侧膝上面。如患者自己不能做时,可给予帮助,这样翻过来后可使患侧处于正确位置。把头转向要翻的一边,用手引导躯干旋转,随后腿再跟上。

② 第二种方法

● 翻向健侧:患者用健侧手将患侧肢放在胸前。健侧脚插到

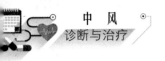

患侧腿下面,把患侧腿放在健侧小腿上。在转头及肩的同时,用健侧脚向患侧用力蹬床,身体跟着转过来。

● 翻向患侧:将患侧臂移向身体外侧,拇指指向床头。并使健侧腿随膝部立起。抬头、颈前屈、转上半身。同时将脚稍向外移,然后向外侧蹬床,身子随着转过来。

如果患者做以上两种主动翻身活动有困难,可选做主动辅助运动。即在床的两边各固定一条带子,用手拉着协助进行翻身训练,后逐渐放开,以适应主动翻身。

恢复期应该怎样进行坐位训练

1. 从卧位过渡到坐位的准备工作

当患者能自行翻身后,将训练体位改为坐位。在坐起前,患者应先做些适应性训练,即先被动地逐渐抬高头部和上身,以防突然坐起来后出现体位性低血压。先抬高床头,练习坐起,从30°开始,逐渐增大角度,延长时间,让患者过渡到双足下垂,坐于床边。

2. 坐位姿势的纠正

偏瘫患者坐位时应使髋关节屈曲接近90°,脊柱宜伸展,双侧上肢伸展位放在床前桌上。乘坐轮椅时,可在背后放置木板,使躯干保持直立。在患者未获得坐位平衡之前,不能撤掉靠背。臀部要尽量坐在轮椅坐垫的后方,防止身体下滑。在患者两侧最好放些保持性物品以防患者歪倒。如果有伸膝疼痛症状,可在膝下加垫,使膝略弯曲以减轻疼痛。

3. 起床方法

(1) 由健侧起,嘱患者以 Bobarth 握手将上身尽量移近床边,健侧足置于患侧足下方,利用健侧下肢将患侧肢抬起,带动患侧肢移出靠近床边放下,以健侧肘关节撑住床面,护理人员可从正面扶住患侧肩部,另一手向床边移动交叉的下肢,以臀部为轴旋转,即可帮助患者完成起床的动作。

(2) 由患侧起,准备情况同健侧,起床时以健侧手掌撑住床面以助起床。这两种起床方法省力、安全,患者习惯后能自行起床。

4. 坐位平衡训练

(1) 静态坐位平衡训练:患者采取床边坐位,开始时尽量让患者把臀部向床里面坐,双手支撑在床面,双足平放在地面上以增加支撑面积。当患者可以坐稳后逐渐增加难度,把臀部的位置逐渐由床里向床边移动。由双手支撑—单手支撑—手扶膝部—双手抬起,逐渐减少身体和床的接触面积。

(2) 动态坐位平衡训练:患者取床边坐位,单手支撑或双手抬起情况下,同时进行作业训练,如木钉板作业、套圈作业、控球作业、滚筒作业等。根据患者实际情况,把木钉板、套圈、滚筒等放在不同的高度、位置,调整训练的难易度。

(3) 在训练中要注意,保持双足并拢着地,如床过高要在脚下垫木箱等,使髋、膝、踝关节保持屈曲≥90°。要注意保持躯干和头位于中间位。单手支撑进行动态训练时,要尽量抬起健侧臀部,增加患侧负重。

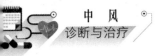
如何进行坐位转移训练

训练坐位转移训练可使患者完成床、椅子、轮椅或坐便器之间的转移,增加患者的活动范围,同时也为以后的站立训练打下基础。

(1) 斜角转移训练:轮椅及椅子之间的夹角为 30°～45°,刹住轮椅刹车,患者坐在轮椅上,椅子放在健侧,重心逐渐向轮椅前部移动,身体逐渐向椅子靠近,健侧手握住椅子近端的扶手,身体前倾,从轮椅上坐起,然后健侧手从椅子近端扶手转移至远端扶手,以健侧手及下肢为支撑点,以健侧下肢为轴旋转身体,使臀部正对椅子,身体前倾坐下,完成转移动作。

(2) 直角转移训练:将椅子与轮椅,或床与轮椅,或轮椅与坐便器等成 90°摆放,其他步骤同前。

如何进行站立行走训练

(1) 站起训练:帮助患者双足放平置于地面,两腿分开与肩宽,足尖和膝部成一垂直线。双手以 Bobarth 握手尽量向前伸展,低头、弯腰、收腹,重心渐移向双下肢,辅助人员双手拉患者肩关节助其起来。如患者患侧肢力量较弱不能踩实地面时,辅助人员可以双膝抵住患者患侧肢膝关节,双足夹住患侧足,患者将双手置于辅助者腰部,以助其轻松起立,但不要用力拉扯衣服等,以防跌倒。

(2) 扶持站立训练:站立时,家人在患侧保护,患者可自己扶着床栏、门、椅子等练习站起。身体重心置于健侧,站立数秒逐渐延至数分钟,然后逐渐将重心移向患侧。反复练习,直到独立站立。

(3) 主动站起训练:开始时坐位可以高一些,患者首先将患侧足慢慢平放在地面上,逐渐伸直患侧肢,支撑体重,待患侧肢支撑稳定后,健侧足着地,完成站立动作,随着患者的进步逐渐降低坐位高度。站起训练时一定要注意保护患者,开始时可站在患侧适当扶持一下,直到患者能自己完成动作。要特别注意患者患侧腿突然不能支撑而向患侧倾倒的情况。

(4) 重心转移训练:让患者立于床尾栏杆处,双手与肩同宽抓住栏杆,双目平视,双下肢与肩同宽站立,有条件的患侧足底垫一 30°斜角的木板以利患侧肢膝关节伸直,嘱患者收腹挺胸直腰状往下半蹲,体会重心由髋部渐至双下肢的感觉。每天 2~3 次,每次 15 分钟,可达到纠正不良姿势的目的。

(5) 行走训练:当患者能站稳 10~15 分钟而无疲劳感时,即可开始步行锻炼。护理人员站于患侧,患者健侧手扶手杖,嘱患者先出手杖,迈患侧肢,向患侧移动身体重心,护理人员辅助患肢膝关节支撑重力,再迈健侧肢,完成一个步行周期,反复练习直到独立行走。

(6) 上下楼梯训练:上楼梯易于下楼梯,训练时应在康复医师指导下进行,应从 10 cm 高度开始逐渐训练,以带护栏的防滑木梯为宜,不要擅自进行训练。

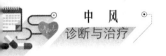
如何预防和处理肌痉挛与疼痛

机体处于正常情况下时,大脑皮质对脊髓有抑制作用。脑卒中使锥体束受损后,失去皮质的控制而出现反射性的肌张力增高,甚至达到痉挛的程度,并产生疼痛,这就称为中枢性瘫痪(又称为痉挛性瘫痪)。此外,如损及丘脑,也会产生疼痛。处理肌肉痉挛、缓解疼痛是促使瘫痪肢体恢复功能的一个重要环节。

1. 抗肌痉挛体位的摆放

正确的体位摆放有利于抑制痉挛模式,预防关节挛缩,因此从患者住院第一天起,就应该注意床上的体位。一般选择侧卧位为主,早期避免使用半卧位,以免强化痉挛模式,注意各关节功能位的摆放,并不断改变体位。

2. 按摩

这是调节运动中枢兴奋状态,缓解肌紧张的有效手段,预防失用性或营养性肌肉萎缩。按摩手法应注意开始时要轻柔,然后逐渐加强,肌张力低的患者按摩力度可稍大点。每次需进行半小时,并逐步教会患者自我按摩,以达到缓解痉挛和止痛的目的。

(1)推:用手掌大小鱼际在患者四肢作向心性推拿,以促进静脉回流;向反方向推能促进血液循环。

(2)捏:在患侧肢肌肉丰满处用五指捏肌肉。

(3)剁:五指并拢伸直,用手的尺侧对准患肢,用手腕力量,两手在患肢上下地剁。

（4）揉：用鱼际肌稍加压力在患侧肢上顺时针做小圆圈运动，并逐渐移动位置。

（5）滚：用手掌的尺侧对准患侧肢，稍加压力，利用手腕力量左右摇摆。

3. 被动或主动牵拉运动

痉挛是由于牵张反射亢进所致，应运用平稳的手法，对痉挛的肌肉进行由轻而重、反复多次的被动牵伸，使牵张反射转向抑制，以致痉挛肌肉放松。以后在患者瘫痪肢体功能逐步恢复的基础上，鼓励患者主动、持久地锻炼。活动各关节、上下肢屈肌、伸肌、外展内收、外旋内旋等，不论是被动运动还是主动运动，对防止关节挛缩、僵直、肌肉萎缩都有好处。每天活动3～4次，时间由短到长，待肢体肌力有所恢复，进一步训练手的精细动作，如抓握、捻动、扣纽扣、用筷子、翻书报等以提高生活质量。

4. 药物治疗

推荐可使用小剂量的中枢性镇痛药物，如阿米替林、卡马西平、拉莫三嗪及抗痉挛药物，可能对疼痛有效，使用时要权衡药物治疗的利弊。

5. 辅助治疗

辅以一定的针灸、理疗：如针刺、穴位注射及温泉浴等治疗，均可起到良好的缓解痉挛的作用。必要时辅以中药或安定类药物辅助治疗。

6. 外科手术治疗

对于严重痉挛，物理治疗及药物治疗效果不佳，并因痉挛造成关节挛缩畸形的患者，可以考虑手术治疗。

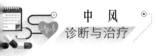

如何处理共济失调

　　共济失调是由于神经系统的损伤而引起的运动不协调和平衡障碍,严重影响患者步态、日常生活活动能力,导致运动的随意性、姿势的稳定性、平衡性、准确性等方面的障碍。对于重度共济失调的患者,在治疗中可给予四足手杖、带前轮的助行器等帮助患者建立可靠的平衡。

在家中如何进行简易的平衡训练

　　1. 坐位平衡训练
　　(1) 患者坐在床上,背部无支撑,足平放在地板上,手扶在前方桌上,伸展脊柱、前倾骨盆。
　　(2) 在(1)的位置上,练习向各个方向转移体重,练习骨盆的运动。进而抬起一手以拿取物品,但仍要保持躯干稳定、骨盆前倾和脊柱伸直。
　　(3) 一旦患者能不用支持物而稳坐片刻,就可以轻轻地推或拉他,使其重心轻微地移位,以激发他的自动平衡反应。开始时先告诉患者在推动时保持平衡,然后可在患者不注意时推动患者,并要求他继续保持平衡。
　　(4) 一旦患者能使双上肢游离地进行其他功能活动,要让患者将上肢在空间的不同地方定位、交替轻拍,并练习向各个方向拿放物体。

(5) 一旦双上肢能游离地活动而无需支持,可做准备站起的练习:前倾骨盆,伸直脊柱,身体在骨盆上前倾。

(6) 在患者前方一定距离处竖一根体操棒,上端握在辅助者手中,下端立于地板上。患者坐在较低的床上,背部无支撑,双足平放在地板上,双上肢伸直向前,双手握住体操棒,辅助者将体操棒向患者方向轻轻地推,从而对他的上肢和肩胛带进行压缩,促使这些部位稳定。

(7) 让患者坐在一个高度与椅子相近、并由辅助者稳定住的体操球上,双上肢支撑在前方小桌上,在保持骨盆前倾和脊柱伸直的情况下,利用球的灵活性练习向各个方向转移体重。以后逐渐过渡到单手支撑桌子——双手脱离桌子,置于膝上。

2. 立位平衡训练

(1) 平行杠内平衡训练:患者站在平行杠内,先练习用健侧手拉住平行杠站立,然后练习健侧手按在平行杠上站立,最后让健侧手离开平行杠保持站立位,并逐渐延长训练时间。双脚由分开站立位——双脚前后站立位——并拢站立位——单脚前后交替踏出。

(2) 利用平衡板进行立位平衡训练:将平衡板放在平行杠内,患者和辅助者一起站在平衡板上,患者双脚左右分开站立,辅助者位于患者身后,双手置于患者骨盆处给予保护,然后缓慢摇动平衡板。或者患者双脚前后分开站立,辅助者站在患者一侧给予保护。

(3) 练习在窄道上行走和步距对称:患者可在地板上预先标

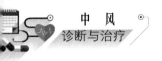
好的脚印上行走练习。

(4) 练习对称的步行:可与节拍器或音乐同步、与辅助者的记数同步、与患者自己的记数同步等等。

(5) 训练步行和推进步态活动:可让患者行走和越过障碍物、弯腰拾物或拿取物品以改变重心的高度。

(6) 利用体操球进行立位平衡训练:患者站立位,辅助者站在其身后,双手放在患者骨盆部位给予保护,患者双手交替拍打体操球。

如何进行协调性训练

1. 双上肢交替运动

(1) 双上肢交替上举运动:左右臂交替上举过头,并尽量伸直,速度可逐渐加快。

(2) 双上肢交替屈肘:双上肢向前平举,然后左右交替屈肘拍肩、伸肘,速度逐渐加快。

(3) 双上肢向前平举,左右前臂交替旋前旋后快速进行。

(4) 双手同时用五指轮替敲击桌面。

2. 双下肢交替运动

(1) 双脚交替拍打地面,坐位左右交替伸膝、屈膝,坐位交替抬脚踏步。

(2) 坐位,双小腿外展后内收,内收时左腿放在右腿前,然后再外展内收,内收时右腿放在左腿前,如此交替进行。

3. 方向性、定位、稳定性训练

(1) 接住抛过来的软球。

(2) 在纸上画圆圈。

(3) 患者与辅助者对指,辅助者手指不断改变位置。

4. 全身协调性运动

(1) 原地踏步。

(2) 跳绳。

(3) 划船、打太极拳等。

5. Frenkel 体操

(1) 坐位下训练

● 让患者用脚接近辅助者的手,每次都要变动手的位置。

● 下肢抬起,再踏在预先画好的脚印上。

● 静坐数分钟,不能摇动。

● 双脚、双膝并拢,交替站立、坐下。

(2) 站位下训练

● 让患者在一条直线上前后移动双脚。

● 让患者沿曲线行走。

● 在地上画两条平行线,让患者在平行线间沿着平行线行走。

● 尽量准确地按所画的脚印步行。

如何处理眩晕 ⊃━━

除用茶苯海明、奋乃静(羟哌氯丙嗪)等药物外,可进行体

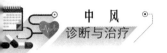
操练习。

1. 眼体操

坐位或卧位,15～30 分钟,每天 2 次。

(1) 上下运动 20 次,先慢后快;

(2) 左右运动 20 次,先慢后快;

(3) 对角运动 20 次,先慢后快;

(4) 集中注意在从距面部 100 cm 处移到距面部 33 cm 处的手指上。

2. 头体操

先在睁眼情况下慢慢地做,然后加快,最后闭目进行,各 20 次。

(1) 向前屈曲和向后屈曲;

(2) 向左旋转和向右旋转;

(3) 向左侧屈曲和向右侧屈曲。

3. 其他

(1) 耸肩和环形运动,各 20 次。

(2) 坐着,向前弯腰拾物,20 次。

(3) 站立体操,各 20 次。

(4) 改良眼体操练习

● 睁眼和闭目下从坐变为立;

● 从一手向另一手抛球(眼水平以上);

● 从一手向另一手抛球(膝水平以下);

● 从坐到站,在中途转身。

● 先睁开眼睛然后闭目走过房子;

- 先睁开眼睛然后闭目上下斜坡；

- 在床上坐起和躺下；

- 从椅子中站起和坐下；

- 当被向各个方向推时,恢复平衡；

- 投球和接球；

- 做任何需要弯腰、伸腿和命中目标的游戏,如保龄球、掷木盘游戏等。

充分地锻炼,各 10 次。

需要为患者准备哪些康复器材

患者出院后,离开医院这样康复设施齐备的场所,而邻近的社区康复设备又可能并不完善,在家中设置一些针对患者需要的康复小器材是非常必要的。同时,某些康复器材也可以帮助患者更好地适应离院后的日常生活。

1. 助行器

助行器是最为常用的康复器材,它可以帮助各种截瘫和下肢肌肉功能损伤的患者稳定站立和行走,对于这些患者来说,助行器是他们日常生活中不可缺少的康复器材。助行器可以分为手杖、腋杖、臂杖、移动式助行架和轮椅等。

(1) 手杖:可以分为单脚和多脚,高度可调和不可调,在选购手杖时应尽量选择可调式手杖,它可以根据患者的身高调节长短,使患者在使用中不会感到不便。但需要注意的是,目前市场

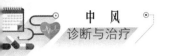

上出售的手杖一般都是不可调的,因此在选购时必须注意选择适合患者的手杖,可带患者一起购买,让患者将上臂自然下垂,肘部弯曲45°,掌心到地面的垂直距离就是手杖的适宜长度。在调节可调式手杖时也应按此长度。由于各种手杖(包括腋杖、臂杖)都要求患者用手握住杖柄,因此患者的握力及上肢关节的功能应该没有明显的异常。若患者臂力较弱或上肢有疾病,可以选用多脚的杖以加强稳定性。

腋杖和臂杖适用于下肢功能损害较重的患者。选择腋杖时应该让患者自然站立,从小趾前15 cm处到患者腋窝的距离就是腋杖的长度。把手的位置应该位于患者肘部弯曲30°时腕背处。

(2) 助行架:对于下肢功能损害严重的患者来说,应首先让他使用助行架,它和助行杖最大的不同就是助行架本身是稳的,是四个脚着地的,人可以把自己的体重托付给它,这点是手杖和腋杖都做不到的。助行架可以分为步行式助行架和轮式助行架。在选用前,应该咨询康复医师的意见,确定适合患者的种类,并在使用前进行必要的训练。

(3) 轮椅:适用于双下肢无法行动或上、下肢功能均减退的患者,是最常见的康复工具,但并非是随处就可以选到适合患者需要的产品,如果选购的轮椅尺寸并不适合患者,就会使患者臀部坐骨结节周围、股骨周围、腘窝周围和肩胛骨周围的血液循环受到影响,容易出现皮肤磨损,可导致皮肤擦伤甚至褥疮。所以在选购轮椅时必须注意以下几个因素:①座位宽度:患者坐好后臀部与轮椅之间的距离应为2.5 cm。②座位长度:当患者坐好后,腘窝与座位前缘的间隙应该有6.5 cm。座长过短,会使坐骨结节承受太多的重量,容易在坐骨结节处产生褥疮。③靠背的高度应根据患者的坐高及上半身功能情况而定。轮椅使用过程中应注意保养,轴承应经常加油润滑,若长时间不使用,需将轮椅擦拭干净,在轴承处加油,轮胎充气,放置在阴凉干燥的地方,这样下次使用时就不会出现故障。

2. 手指展开器

手指展开器是用木制的,将手指分别放入分指板之间的指槽内,使手指分开呈伸展分离状态,用固定带将手掌固定,以防止手指收缩及关节变形。它可以用于出现手部肌肉张力增高,导致痉挛或出现手指挛缩的患者。

3. 滚筒

是一个可以滚动的软长圆柱体,偏瘫患者可以用健侧肢带动患侧肢放在桌面的滚筒上,随滚筒滚动做屈伸动作,克服患侧肢的屈曲畸形,训练上肢粗大运动的协调性,增加上肢关节的活动度。

4. 木钉板

木钉板可用于训练偏瘫患者的手、上肢功能及运动协调性。使用中令患者手持木棒,插入木钉板的孔中,训练手的动作协调性和手眼之间配合的协调性。木棒两端有不同颜色,可指示患者做上肢翻转木棒插入训练。木钉板有大、中、小号,可根据患者手及上肢功能障碍情况选用。

5. 几何图形插板

几何图形插板用于训练患者的抓握能力和手眼协调性及其上肢感知能力及大脑对图形的识别训练。主要用于认知训练,

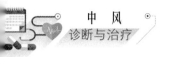
使用中令患者按不同的几何图形及颜色将插板插入对应的孔中。

6. 距小腿关节(踝关节)矫正板

距小腿关节(踝关节)矫正板是一块楔形板,分为木质楔形板和可调节金属楔形板。患者固定站立位时可将矫正板置于脚下,用于矫正距小腿关节畸形。如马蹄形畸形,将板置于足前;内翻足畸形,将板置于足底外侧;外翻足畸形,将板置于足底内侧。

7. 运动垫

运动垫可用于偏瘫患者的坐位或卧位训练,可训练偏瘫患者的翻身、桥式动作、坐起、坐位移动;手膝位爬行、跪位;还可在垫上进行被动手法治疗或穿、脱衣训练等。

8. 平行杠

平行杠是以手扶支撑体重,进行站立、步行的康复训练器械。患者通过平行杠可以在辅助者的陪同下进行站立训练、步行训练、肌力训练、关节活动度训练,或与平衡板、内收矫正板、内旋矫正板、内翻矫正板、外翻矫正板等配合使用,在相应的训练中起辅助作用。

9. 声音感应开关

这个开关可以与电脑连接,成为一个输入装置,也可以操控单按式游戏。它设有两种功能可供选择:①鼓励有语言障碍的患者发声;②改善患者的行为表现(如减少尖叫)。这个开关使用方便,只需将收音器放在患者的口腔前端,患者只用发出声音的音量达到预设的水平,就可以启动开关操控单按式游戏,预设的音量可按患者使用的能力及康复训练需要进行调校。如果此开关用于改善经常尖叫患者的行为,患者只需安静一段时间,就可以启动开关。也就是说,患者只要保持安静一段时间,就可以继续进行单按式游戏。

功能锻炼中应该注意哪些问题

脑卒中后康复是一个循序渐进的过程,需要患者及家人投入很大的耐心和毅力,不能操之过急,以免患者过于劳累。因此,脑卒中患者进行康复锻炼时要注意遵守以下原则。

(1) 宜早不宜迟。尽早开始康复锻炼,以期达到最佳康复效果。

(2) 持之以恒,坚持不懈。以每天可间歇锻炼数次为佳,否则锻炼的效果不易巩固。

(3) 循序渐进,劳逸结合。应逐渐提高运动的难度和运动量。特别是心血管疾病患者更要注意。防止心动过速(每分钟不能超过 140 次)和心律失常,以及血压过高(不能超过 200/120 mmHg);避免屏气动作及过度用力。如果运动后出现肌肉紧张,说明运动量已经过大,要适当减少。

(4) 因人而异。要根据各自的病情和身体状况选择适当的锻炼方式和活动量。

(5) 注意安全,防止意外。肢体的主动运动和被动运动力量和幅度要适当,应防止用力过猛,关节活动范围过大所引起的肌肉、韧带拉伤、撕裂和关节脱位等。翻身、体位移动和站立行走

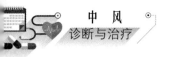
训练时应有适当的防护措施,以免发生坠落、跌倒等意外。

(6)加强正常肢体及躯干功能的锻炼,以代偿患侧肢的功能。

(7)预防废用综合征,防止肩发僵、肢体挛缩畸形等后遗症。

(8)装配假肢及矫形器。对截肢者装配假肢,可以在一定程度上恢复其生活自理和工作能力。对某些肢体畸形、运动异常的患者装配适当的矫形器,可以预防畸形进一步发展,补偿功能活动。对行走不便的患者,可配备手杖。

(9)在日常生活功能训练时,要学习使用辅助装置及简单工具。

(10)多种锻炼和康复方法可同时或交替使用,如主动运动和被动运动、按摩、针灸、气功、理疗等,以最大限度促进肢体的功能恢复。

脑卒中患者各时期的心理有何变化

1. 震惊期

在疾病早期,患者一时无法接受中风的现实,急性脑卒中致患者语言、肢体功能障碍时,精神处于麻木及休克阶段,朦胧地意识到大难临头,"一切都完了",表现为受到惊吓、迷惑、不知所措。此期非常短暂。

2. 否认期

由于发病突然,超出患者的心理承受能力,于是很自然地采取心理防卫机制,不承认自己中风,怀疑症状及体征的存在。此时患者的求生欲望很强烈,常有"死里逃生"的庆幸,但对于自己的病情和可能导致终身残疾的现实缺乏认识,没有心理准备,对康复的期望值过高,不承认遗留残疾,还认为自己能够完全恢复。多数患者表现为惰性强、意志力减退。告知患者的病情或预后是结束此阶段的方法之一。或者,患者看到周围与自己类似病情者的预后,逐渐认识到自己可能成为残疾而结束否定阶段。此阶段可持续数周。

3. **抑郁或焦虑反应期**

随着治疗和康复的进行,患者逐渐意识到脑卒中带来的后果,如运动、言语、感知觉障碍,甚至大小便不能控制,生活方式从此发生巨大改变。除身体的残疾外,社会地位和家庭角色的改变、经济状况的恶化,这一切使得患者感到自己成为家庭和社会的包袱而心灰意冷,对前途失去希望、心境压抑、心情沮丧、苦闷、消沉、极度忧伤、兴趣索然、孤独无助、失眠乏力、自卑自怜、焦躁不安、不时穿插着焦虑和愤怒,甚至出现轻生的念头。此阶段持续数周或数月。

4. **反对独立期**

患者在意识到自身的病情后,往往会出现心理和行为的倒退,对康复不抱希望或期望值与现实不相符,表现为意志力减退、主动性差、惰性强、懒散乏力、精神不振;对他人过多依赖,生活上自己能干的事比如吃饭、上下床、洗澡等,也依赖陪护或护士去干;参与康复和治疗不积极配合;不愿出院等等。因为他们没有勇气带着残疾去独立地面对社会,出院后也过多地依赖家

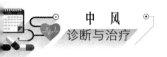
人,缺乏积极独立生活的心理和行为。

5. 适应期

患者经过上述几个阶段后,逐渐认识到脑卒中后诸多症状通过积极的康复治疗和训练,是可以改善的,并且从心理到行为逐渐开始适应,抑郁悲观的情绪开始好转,行动上积极参加康复训练,努力争取生活自理并回归社会,参加部分或全部日常工作。

脑卒中后有哪些常见的心理变化

1. 脑卒中后抑郁

据资料统计,脑卒中后合并抑郁症者占脑卒中患者的40%～67%,在这一群体中,又有75%的患者因种种原因被漏诊。其中患者家庭及临床医生对抑郁症的忽视及认识不足是主要原因。脑卒中后1个月到半年内为抑郁症发病的高峰期;脑卒中后2年内均为并发抑郁症的高危期。

其原因可能有:①脑卒中后产生的心理反应;②脑卒中诱发内源性抑郁;③脑卒中脑损害的直接作用。任何脑损害都存在着一个受神经生物学和心理因素联合影响的长期适应期。体能缺陷常导致活动受限而对前景悲观失望,迫不得已的依赖及无能力的处境,面临职业和地位的丧失、经济来源无保障、无用感和自理能力永久丧失等,均会产生抑郁反应。

合并抑郁症的脑卒中患者主要表现为情绪低落、悲伤、失望、易哭泣、消极厌世;思维活动减少、沉默少语、对日常活动及周围的人群和事物丧失兴趣;无望、对前途悲观绝望、认为生活已无意义;行为迟钝,同时可伴有胸闷、腹部不适、食欲不振、体重减轻、睡眠障碍等躯体症状,并会出现死亡的念头或有自杀的行为。

抑郁症使得患者丧失恢复欲望和参与意识,不能积极配合治疗,干扰和阻碍了脑卒中患者的康复过程,影响患者的康复预后。同时,抑郁症还会直接导致脑卒中的复发,并大大增加脑卒中的病死率,伴有抑郁症的脑卒中患者死亡危险增加2.4倍。一旦发现,就应及时治疗,建议患者出现上述症状时及时到心理专科医师处就诊,必要时可给予药物治疗。

2. 脑卒中后认知功能损害

脑卒中早期即可以出现局限性认知损害,包括失语、各种形式的失用,以及想象障碍等。一部分脑卒中患者表现为记忆力差、注意力涣散、认识新的事物感到很困难,严重时甚至对人物、时间、地点的辨别和定向不清,不能完成日常生活等。

认知功能障碍或大脑皮质其他高级功能缺损是脑卒中后的严重症状,是致残的主要原因。病灶部位是影响急性脑卒中后认知功能障碍的主要因素,大脑半球左侧、前部、大脑中动脉供血区及大脑皮质损害更易引起认知功能障碍。从事体力劳动者、神经功能缺损严重者合并高血压或糖尿病者,其认知功能障碍出现早且更严重。

下面的问答可用来粗略了解患者是否伴有认知缺陷。正确回答如果少于7题,就可以判断存在认知缺陷:

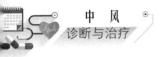
这是哪家医院？

你现在在哪里生活？

今年是哪一年？

这个月是几月份？

你是哪一年出生的？

你的生日是哪天？

你多大年纪了？

现在的国家主席是谁？

国庆节是哪天？

对轻度认知缺陷的患者,除了在进行日常生活活动的训练时加强各种提示(视、听、触)的运用和反复练习外。还可以使用简单的记事和日历卡、流程图和提示标志等方法来帮助记忆和完成基本生活活动。对重度认知缺陷的患者,应按医师的意见安排和照料他们的生活活动,外出要有人陪同。

3. 脑卒中后人格改变

脑卒中后所致人格改变是极常见的临床表现。处于人格衰退状态的患者对任何新方式的事物都不能适应,微小的改变也易使其产生焦虑、烦躁或抑郁。患者可能变得易怒、不耐烦、退缩,常有意地避免新的经历,使自己陷于一种一成不变的生活中。患者可出现情绪失控,表现为不自主地大哭或大笑,稍不顺心就如灾难临头。家人会觉得和患者难以相处,甚至觉得患者处处存心刁难,引发很多家庭冲突。这类人格的改变,既影响患者康复,又给其亲属造成沉重的负担。对于其人格改变,家人和护理人员应有充分的认识和理解,尽量避免与患者发生争执,也不要过度期望会马上或很快改善。在与患者的交流和康复锻炼时多给予一些良性的刺激,使其早期接触外界事物,预防和延缓患者的人格改变。

家人应该怎样给脑卒中患者心理上的支持

1. 震惊期

在医护人员积极及时积极抢救的基础上,家人应该及时给予温暖和鼓励,尤其是妻子或丈夫的关爱和支持能缓解患者的压抑和焦虑,对患者健康恢复可起积极作用。

2. 否定期

否定期是患者为避免心理上的过大打击而采取的心理自卫机制,有积极的保护作用。因此患者家人不宜将不良预后过早告诉患者,在分析病情时,应重点给患者讲有利的一面,鼓励其积极进行康复训练,对今后的前途不做过多设想,以免引起患者情绪波动。只有当否定反应过激,影响康复治疗的进行时,才采取疏导的方法帮助患者,使患者心理向正面、积极、良好的方面发展。

3. 抑郁或焦虑反应期

当患者真正认识到自己残疾,情绪极度低落时,往往会影响康复治疗的进行。家人的关爱、支持能及时消除其孤独感、废用感和自卑感,增添快乐,消除抑郁。家人应该多与患者交流,使

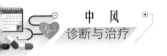

患者了解疾病治疗过程,充分调动其主观能动性。加倍注意和关怀患者情绪变化,积极设法帮助患者渡过这一阶段。必要时可陪同患者求助于心理医生,进行支持性心理治疗,指导患者学会放松技巧来消除不良情绪。

4. 反对独立期

首先家人要多与患者交谈,了解患者的心理变化,让患者充分了解恢复期功能锻炼的重要性,主动接受医护人员的指导。家人应该和患者一起积极参与制订康复计划,以充分发挥患者主动性。在进行康复锻炼时不要催促,让其有充足的时间,在患者取得进步时适时给予鼓励,以增加其康复锻炼的信心。在患者进行功能锻炼时家人或护理人员应在旁边提供保护和指导,增加患者的安全感,消除患者的顾虑。应鼓励患者自理生活,自己穿衣、吃饭、刷牙、洗脸、如厕等。

5. 适应期

在家庭生活中,要关心、体贴、尊重患者,把患者当成正常人一起参与家庭日常活动,可以和患者一起讨论一些家庭琐事,比如今天吃什么菜、穿什么衣服,对电视节目或新闻看法等。还可以邀请一些亲朋好友来家走访,和患者交谈,使患者能及早适应新的社会和家庭角色。鼓励患者走向社区,参加"中风俱乐部",和其他患者互相帮助、互相扶持。帮助患者重新调整病后的学习、生活、工作内容,培养自己的爱好。鼓励他们参加娱乐活动,增加他们对生活的兴趣。鼓励患者坚持康复训练,争取恢复到最佳状态。

如何帮助患者进行记忆康复

记忆是过去感知过、体验过和做过的事物在大脑中留下的痕迹,是过去的经验在人脑中的反映。记忆可分为瞬时记忆、短期记忆和长期记忆。脑卒中患者常有记忆力减退,包括短期记忆障碍和长期记忆障碍,给日常生活和工作带来很大困难。因此,记忆的康复很重要,具体方法如下。

(1) 复述法:要求患者无声或大声复述要记住的信息,复述的内容可包括数字、人名、地址、词汇等,逐渐延长刺激与回忆之间的时间间隔,增加作业量及作业难度。

(2) 数字分段记忆法:将一长串数字,如家人的手机号13561892608,可以分为 1356、1892、608 三组数字来增强记忆。每次打这个电话的时候都让患者在引导下亲手拨号,最终记住这串数字。以后逐渐增加训练难度。

(3) 看图片:可以给患者看过去的照片,唤起患者对往事的回忆,开始时可让患者看着图,向他讲述该图片的来历和当时的情景等,让患者复述或启发患者对当时场景进行回忆,多次重复,最后达到由患者自己单独讲述。

(4) PQRST 训练法:给患者一篇短文,按以下顺序进行练习,通过反复阅读、理解、提问来促进记忆。

P——预习要记住的短文内容。

Q——提问短文有关内容。

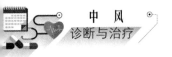

R——为回答问题再次仔细阅读。

S——复述短文内容。

T——回答问题以检验是否记住短文内容。

(5)日常生活训练:建立一些日常生活常规,然后不断让患者重复和训练,比如每次开门后将钥匙放在固定的地方,出门前也到那里取钥匙,反复多次强化后,患者每次出门都会从那个地方取钥匙。

(6)记事本:通过记事本可以帮助患者减少记忆力下降对其日常生活的影响。首先家人在记事本里分门别类,写下个人情况、要记住的人名、每天活动安排、未来一周计划、服药时间安排、电话号码、常去的地方及路线等。然后让患者理解和记住记事本不同部分的记录内容类别、目的、名称,掌握启动和应用的技能。训练患者养成随身携带记事本,经常、定时查阅记事本的习惯。逐渐训练患者学会把相关和必要的信息进行分类并记入记事本中。

(7)活动日程表:将每天规律的活动制成时间表贴在患者经常活动的场所,以提醒患者在不同的时间完成不同的活动。

(8)药物:有些药物对恢复记忆有一定作用,可配合记忆训练应用,如都可喜、胞磷胆碱等。

脑卒中后患者会出现哪些语言障碍

脑卒中造成的语言障碍非常多见,目前尚无特效药物专门作用于语言中枢,除了随原发病的好转而逐渐恢复外,特殊的功能训练也是重要措施。失语症的预后与失语的程度、病灶的大小、病程长短、年龄、病因、有无合并症、患者有无配合康复治疗的主动性,以及环境等多因素有关。一般来说,恢复最显著的时期为病后3~6个月,因而早期语言训练可获得较好的效果,病程在1年以上及重症患者预后差;惯用右手比惯用左手者预后差。

(1) 运动性失语:是指患者的发音器官活动无障碍,能理解他人的语言,但不能用语言将自己的逻辑思维表达出来。患者完全不能讲话称完全性失语。不完全性失语的患者常有词汇贫乏、重复语言及讲话缓慢的表现,能说出一些单字、词组、句子,但是说话不流利。

(2) 感觉性失语:指患者有说话能力,但不懂别人所说的话的意思和自己所说的话的意思,因而患者的讲话内容是混乱或割裂的,经常是答非所问,无法进行正确的交谈。

(3) 混合性失语:混合性失语是指患者既听不懂又不会说,训练时应将视、听、说结合起来。

(4) 构音障碍:是由于脑卒中后支配面肌及舌肌的神经瘫痪,导致"大舌头"、说话含糊不清,兼有口角歪斜、流口水等,以至于患者口语表达有问题。如果语言中枢未受损,那么患者其他的语言功能,包括理解别人的话、阅读报纸、看电视、写字等能力均完好。

语言康复训练中要注意哪些事项

(1) 要与患者面对面多交谈,而且要像与正常人交谈那样和

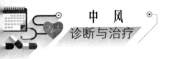

患者说话;每天给患者读报纸或诵读书刊,这样可以通过视觉、听觉给患者以语言刺激,一是给患者以安慰,二是激发患者语言恢复的必要条件。

(2) 语言康复和肢体训练一样,越早开始效果越好。只要患者病情相对稳定,能耐受集中训练30分钟以上,就可以开始了,一般安排在早上进行为好。

(3) 训练内容要适合患者的文化水平、生活情趣、先易后难、循序渐进,充分调动患者的积极性。

(4) 训练者要耐心,与患者交谈时要慢慢地说,句子要短,内容要简单,要让患者有一个听、理解并作应答的时间,必要时重复几遍,不要一连提出许多问题,使患者不能理解与应答。

(5) 对不完全运动性失语的患者,在训练交谈时气氛要缓和、安静、亲切,使患者精神松弛,交谈容易顺利进行,收效较大。

失语症患者如何进行康复训练

1. 语音训练

让患者模仿治疗者的发音,包括汉语拼音的声母、韵母、四声,并比照镜子,看自己的口腔动作是否和治疗者的一样。

2. 听力理解训练

(1) 单词辨认:首先出示实物或图片,并讲解相应的词语,然后在患者面前放置一定数量的实物或图片(草莓、番茄、黄瓜),然后说"请指出我说的东西",如"草莓",请患者指认。

（2）执行命令：治疗者发出指令，让患者执行，如"把书本合上""把笔放在书本上"。当患者能完成后，逐渐增加指令的难度。

（3）记忆训练：给患者看一幅图片，然后根据图片内容向患者提问，要求患者回答"是"或者"不是"。也可以让患者听一小段故事，根据内容提问，回答方式同前。

3. **阅读理解训练**

（1）视觉训练：摆出数张图片和相应的文字卡片，让患者进行组合训练。

（2）听觉训练：摆出一组文字卡片，治疗者读出卡片内容，由患者指出相应的文字卡片。

（3）短文理解训练：让患者阅读一篇短文后，给出备选答案，让患者选出正确答案，或由训练者提问，患者回答"是"或者"不是"。

4. **书写训练**

（1）自发书写：让患者看图片后，写下单词。

（2）抄写：给出一些词或句子，让患者抄写。

（3）默写：让患者看文字卡片数秒钟或数分钟，然后默写。

（4）听写：让患者进行单字、短语、句子的听写。

5. **口语表达训练**

（1）用反义词或关联词训练：如：大—小、男—女、黑—白等。先和患者一起熟读，然后辅助者先说一个词，由患者说出对应的词。

（2）复述训练：辅助者出示图片或文字卡，让患者跟着治疗

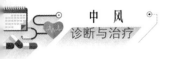

者复述,患者熟悉后,出示图片,让患者说出名称或读出文字。

6. 朗读训练

先由辅助者朗读数遍,而后和患者一起朗读,最后让患者自己朗读,内容可以是单词、句子或者短文。

构音障碍如何进行康复训练

(1) 口腔操:教患者噘嘴、鼓腮、龇牙、弹舌等。每个动作做5～10次。

(2) 舌运动:张大嘴,做舌的外伸后缩运动,将舌尖尽量伸出口外,舔上、下嘴唇和左、右口角;并做舌绕口唇的环绕运动、舌舔上腭的运动。每项运动重复5次,每天2～3次。

(3) 教患者学习发"pa、ta、ka",先单个连贯重复,当患者能准确发音后,三个音连在一起重复(即"pa、ta、ka"),每天重复训练多次,直到患者熟练为止。

(4) 呼吸训练:当患者存在呼吸不均匀现象时,应先训练患者呼吸:双手摸患者胸廓,数1、2、3,嘱患者吸气;吸气末数1、2、3,嘱患者憋气;然后数1、2、3,双手向下轻压,嘱患者均匀呼吸,如此反复。亦可教患者先用口吸气,再用鼻吸气,以利调整呼吸气流,改善语言功能。

(5) 音调训练:例如"语言"和"预言"、"事实"和"实施"等,这些词语主要区别于音调的不同,大多数构音障碍的患者都表现为音调单一或音调低。可让患者唱音阶训练,由低到高训练。

（6）音量训练：例如让患者数数，音量由小到大，再由大到小，反复训练。

（7）语言节奏训练：让患者朗诵诗歌，治疗者在旁边敲击节奏。

怎样进行思维障碍康复

思维是心理活动最复杂的形式，是认知过程的最高级阶段，是大脑对客观事物概括和间接的反映。脑卒中或脑部手术后可以引起思维障碍，即思维过程发生了紊乱。

思维障碍有多种不同的分类，在临床上，目前倾向于分为四类：①思维速度障碍，例如思维过程加快（意念飘忽）或迟缓。②思维形式障碍，亦称联想障碍，主要表现联想结构的松弛。缺乏目的指向、象征误用，不合逻辑。例如思维散漫、病理性象征性思维等。③思维控制障碍，指患者感到思维不属于自己，思维活动失去自主性，或觉得为外力控制。例如思维剥夺、思维插入、思维播散等体验。④思维内容障碍，例如妄想、类妄想观念、强迫观念等。

思维障碍的治疗可分为分别训练和综合训练的形式。每次训练 45 分钟，每天 2 次，每周训练 6 天。

1. 分别训练

（1）集中思维：要求患者能分析信息，辨别有关和无关信息，确定中心主题或要点，或找出人们已知的一个答案。专门的作业有：

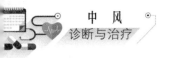
● 患者在一组物品中确定一个共同的主题。如给出水桶、菜篮子等,确定其共同部分为有提把等。

● 提供部分或各种信息,让患者找出人们已知的答案。例如提供"找木头,竖起帐篷,支起小桌子",患者应说出"野营"的答案。

● 提供句子、段落、会话,让患者从中抽出主要观念,把信息缩减为最突出的项目。

(2) 分散思维:训练患者全方位思考,训练内容如下:

● 多义刺激:给患者一个字或短语,让他根据这个字或短语尽量多地造句子。如给"肩"字,他可造出"肩是身体的一部分""你真不必肩负这样重的担子"等。

● 答似是而非的问题:如"大的树也是老的树吗?"等。

● 分析荒唐所在:如给出"温度上升到 25 ℃,他破冰冬游去",说出该句荒唐在哪里。

● 解释一些不能用字面解释的成语:如"瓜田李下"等。

● 解释一些谚语:如"三个臭皮匠,顶得上一个诸葛亮"等。

● 解释寓言、歇后语、笑话、谜语:如"鹬蚌相持,渔人得利"等。

(3) 训练患者用两种或更多的思维形式

● 确定解决问题所需的信息量是否充足:如给出一个问题,让患者考虑对此问题的解决有无足够的信息,有无多余的信息,如果提供的信息无助于问题的解决,他应采用提问的方式以收集必要的信息。

● 根据三段论的原则分析和回答问题:如假定①如小张钓到

一条 2.5 kg 重的鱼,他就会得奖;②若他在本月内再得 2 次奖,他就已得了 6 次奖;③小张没有钓到 2.5 kg 重的鱼;④小张得奖了没有? ⑤小张这个月能得 6 次奖吗?

● 让患者去调解一种假定的争论:此时他要分析综合信息,应用各种思维和推理,根据双方都可接受的前提,提出一个妥协的方案。

(4) 归纳推理:训练患者分析部分信息形成一个完整的概念;根据提供的信息作决定,分析因果关系,提出同义或反义词等。

● 完成未完成的故事:向患者提供故事的轮廓和局部细节,让他据此完成整个故事。

● 根据情况提出处理意见:通过视、听,向患者介绍一种情况,让他提出处理意见。

● 做决定:向患者提供一些情况,让他在几种解决办法中作选择,如告诉他"小张需要钱",他应指出是去工作赚钱,还是去借或有其他可能。然后让患者做出与自己有关的决定,如出门忘带钥匙怎么办?

● 让患者回答为什么之类的问题:如为什么车子必须有轮子等等。

● 让患者描述人在某种情况下的表情:如某人的钱包丢了,他面部的表情和情绪如何等。

● 分析因果关系:向患者提供一件事的起因或后果,让他分析,如对患者说:"开水洒到一个家庭主妇的手上",他应答出手被烫伤的后果。

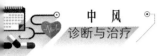

● 类比思维:向患者提出一些问题,让他据相似性进行考虑。

● 同义反义词:向患者提出一词,让他给出这个词的同义词和反义词。

(5) 演绎推理:训练患者向前或向后逐步处理信息和设计出解决办法的能力;找出省略了的前提;分析句子和段落确定其错误等。

● 向前或向后处理信息:如将两车相撞的出事时间向撞车以前推,问患者从哪些环节可以避免车祸等。

● 补足前提:如给出"所有的孩子都必须上学""小明是孩子",患者要能推断出"小明必须上学"。

● 分析句子:患者断定何处有标点符号、拼写和文法等错误。

2. **综合训练**

综合训练是训练患者在一个过程中综合地应用各种思维和推理,这种过程就是解决问题的过程。

(1) 解决问题的训练作业

● 指出报纸中的消息:取一张当地的报纸,首先问患者有关报纸首页的信息如标题、日期等等。如回答无误,再请他指出报纸中的专栏如体育、分类广告等。回答无误后,可训练他寻找特殊的消息,如当天天气情况如何。若仍无错误,再训练他寻找一些需要由他作决定的消息,如从平时的交谈中得知患者想要购买一台数码相机,可取出有出售数码相机广告的报纸,问患者希望购买什么牌子和多少价位的数码相机,让他从报纸上寻找较为符合他的条件者,再问他是否想去购买等。

● 排列数字:给患者三张数字卡,让他由低到高地将顺序排列好,然后每次给他一张数字卡,让他根据其数值的大小插进已排好的三张之间,正确无误后,逐渐增加数字卡数量,最后问他其中有什么共同之处(如有些数字都是奇数或偶数,有些可以互为倍数等)。

● 问题的处理:例如问患者刷牙时应该先将牙膏放在牙刷上还是先取出牙膏和牙刷,回答正确后可以让他分析更为复杂的动作如煎荷包蛋等,让他自己说出步骤,如漏了其中某一步或几步,可以问他"这一步应该放在哪里"。如果患者回答正确,可以向他提出一些需要他在其中作决定的困难处境,看他如何解决,如问他"钱包丢了怎么办?"等。

● 从一般到特殊的推理:根据问题,缩小范围,推理出结果。如在有关运动的话题中,可向患者提出哪些运动需要跑步,哪些需要用球,哪些运动时队员有身体接触等,这时患者必须除外一些不符合上述条件的项目。如果回答正确,进而可以让患者假定辅助者从杂货店买回食品,让患者通过向辅助者提问的方式猜出买的是什么。鼓励他先问一般的问题,如它是植物吗? 是肉类吗? 辅助者回答后再进一步问较为特殊的问题,如回答是植物,他可以再问是黄瓜吗? 是番茄吗? 起初允许他通过无数次的提问猜出结果,以后限制其必须用30次提问猜出结果,成功后再限定为20次、15次等。

● 分类:给患者一张列有30项物品的单子,并告诉他30项物品都属于食品、家具、衣服这三类物品中的一类,让他进行分类。若分类成功,则要求患者作更为精细的分类,如将食品类细分为蔬菜、肉、奶制品等。分类成功后可以再给他一张清单,上

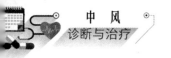
面写有成对的、有某些共同之处的物品名称如椅子—床、书—报纸等,让患者分别回答出每一对中有什么共同之处。

● 做预算:让患者假设一个家庭一年中每月在房租、水、电、食品等方面的开支数目,然后问患者哪一个月的电费最贵。回答正确后,让他算算各项开支每年的总费用是多少钱。也可问患者每月要有多少钱才够生活,每星期需要多少钱,每小时需要多少钱。

如何帮助患者进行注意障碍的康复

注意是心理活动对一定事物的指向和集中。注意功能发生障碍称为注意障碍。在临床上,额叶损伤和闭合性颅外伤引起的白质弥漫性轴突损伤均可引起注意障碍。

(1) 猜测游戏:取两个透明玻璃杯和一个弹球,在患者的注视下将一个杯子倒扣在弹球上,让患者指出哪个杯子中有弹球,反复数次。无差错后改用两个不透明的杯子,操作同上,让患者指出哪个杯子中有弹球,反复数次。成功后改用三个或更多个不透明的杯子和两只或更多的颜色不同的弹球,重复上述操作。

(2) 删除作业:在 16 开白纸中部写几个大写的汉语拼音字母如 KBLZBOY(亦可根据患者的文化程度选用数字、图形),让患者用笔删去指定的字母"B"。成功后改用两行印得小些的字母,以同样方式进行数次。成功后再改为纸上同时出现大写和小写字母,再让患者删去指定的字母(大写或小写的),反复数次。

(3) 时间感:对注意力分散者,让辅助者在日常生活中培养患者时间感,每次执行任务时,给患者以时间限制,先集中注意的时间短些,从 10 秒起逐渐增加。同时告诉辅助者在家中每天让患者做些感兴趣的事,时间不宜过长。并在患者完成作业时,尽量使其处于安静环境中,以后逐渐过渡到正常的环境。

(4) 数目顺序:让患者按顺序说或写出 0～10 的数字。成功后改为让患者按奇数、偶数或逢 10 的规律说或写出一系列数字。成功后可变换方向如由小到大改为由大到小等等。成功后向患者提供一系列数字中的前面四个数,从第五个数起往后递增时每次加一个数如"4"等。

(5) 代币法:在 30 分钟的治疗中,每 2 分钟记录 1 次患者是否注意治疗任务,连续记录 5 天作为行为基线。然后在治疗中应用代币法,每次患者能注意治疗时就给予代币,每次治疗中患者得到的代币数要达到给定值才能换取患者喜爱的实物,当注意改善后,可逐步提高上述的给定值。

脑卒中患者除了饮食之外,最常遇到的困难之一就是大小便的问题,这也是脑卒中患者常常感到自卑、对生活失去信心和兴趣的原因。有些患者为了避免尿失禁或粪失禁甚至不敢饮水或进食,给自己带来极大的身心痛苦。首先我们要理解他们,不能厌烦甚至嘲笑患者;要向患者解释这是疾病的一个方面,应该通过自己和家属、医务人员的共同努力来妥善处理这些问题。

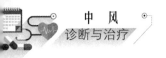
脑卒中后为什么会出现排尿和排便障碍

1. 排尿障碍

脑卒中患者常见的排尿障碍包括尿潴留和尿失禁两类。研究表明,高龄患者更易发生排尿障碍,而与性别及脑卒中的危险因素,如高血压、糖尿病、心脏病、吸烟、饮酒等无关。如患者同时伴有前列腺疾病,则更容易发生急性尿潴留。

人的大脑皮质额叶上部,是逼尿肌运动中枢,旁中央小叶控制尿道外括约肌、盆底肌、肛周肌等骨骼肌活动,如上述两个中枢受损,就出现自主排尿功能的丧失,表现为持续性尿失禁和尿潴留。

脑干、小脑是协调控制整个运动神经活动的重要中枢,是膀胱逼尿肌和尿道外括约肌感觉冲动的主要上传通路。当它受损,可能导致逼尿肌和尿道外括约肌收缩的协同失调。临床上可有尿失禁或尿潴留,随着病程好转逐渐消失。

脑出血部位除枕叶外,各部分脑组织损伤都可以出现排尿障碍。脑出血形成的血肿以及局部脑组织水肿产生占位效应,可使脑组织的血液供应减少,神经纤维受压甚至断裂,当其影响与排尿相关的神经纤维,就会出现排尿障碍;随着血肿的吸收,占位效应逐渐消失,排尿障碍也逐渐消失。

2. 排便障碍

包括便秘、腹泻、大便失禁。

(1) 环境因素:脑卒中患者在发病后长期卧床,患者需在床上解决大小便,周围环境、姿势的改变不适应,导致排便不畅。排便是一种反射性活动,如条件不允许,排便反射即被抑制,如果排便反射经常受抑制,直肠对粪便压力刺激的敏感性降低,这是产生便秘的最常见原因之一。

(2) 饮食因素:饮食不当,进食减少,食物过于精细,缺乏纤维素饮食均易引起便秘。由于脑卒中患者活动少,胃肠蠕动减弱,造成患者食欲降低,只进少量流食或半流食,饮水量减少等原因,都可以导致排便困难。而饮食不够清洁、太过油腻、食物渗透压过高、乳糖不耐症等均可引起腹泻。

(3) 心理因素:精神心理因素是功能性排便障碍发生的重要因素之一。由于对疾病的担心引起紧张、焦虑、抑郁、恐惧等心理反应,可影响自主神经功能,使结肠功能失调,引起便秘。

(4) 药物因素:脑卒中患者在临床治疗中,常需使用甘露醇、呋塞米等药物。一些抗高血压药物同时含有利尿剂成分,长期使用都可能引起排便障碍。同时因便秘长期滥用泻药可降低直肠压力感受器的敏感性,抑制排便反射,进一步加重排便障碍。

(5) 神经功能受损:脑卒中直接导致的相关神经功能受损。

脑卒中患者出现排尿障碍怎么办

1. 尿潴留

尿潴留是指小便积聚在膀胱中不能排出。正常膀胱在排

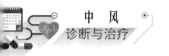

尿后应该无残余尿潴留,脑卒中患者如果脑干受损,就会失去在排尿时支配膀胱收缩的功能,此时尿液就会积聚在膀胱中。有时因为尿液积聚过多,膀胱内压力过高,会有一部分尿液溢出,常常使家属忽视了尿潴留的问题。但溢出的尿量可能较正常尿量少,一天的总尿量也减少;在下腹部叩诊,可以听到膀胱鼓音区明显增加,甚至可以在下腹部看见充盈的膀胱轮廓。

(1) 对于神志清楚,但无尿意的患者,我们建议首先采取膀胱训练,尤其是对于已经处于神经功能恢复阶段的患者。每4小时嘱咐患者排尿1次。与此同时,可以采取一些方法来帮助患者,例如让患者听流水声,用温热的湿毛巾敷下腹部及会阴部,嘱咐患者利用腹压和放松会阴部肌肉,同时可指导并协助患者用手在下腹部向耻骨联合后下方施加压力。值得注意的是,如果患者有痔疮、疝气及膀胱输尿管反流时,建议不要采取增加腹压的办法。

(2) 如果经过上述方法,尚不能排尿,就需要插导尿管并留置导尿。在留置导尿管时,建议钳夹导尿管,定时(每4小时)开放。这样可以保持膀胱的张力以及对张力的敏感性。在钳夹导尿管时,如果患者有尿意,可开放导尿管并检查有无小便;如果患者有尿意时能排出小便即可试行拔除导尿管,自行解尿。

(3) 预防尿路感染。留置导尿管可能发生诸多并发症,最常见的有尿路感染、尿路结石及血尿,其他少见的并发症还包括膀胱阴道瘘、阴茎漏管、睾丸及附睾炎、尿道狭窄、尿道憩室等。为预防上述并发症,建议患者每天进水量在2L左右,以清水为好。同时应注意留置导尿管的清洁卫生,每天清洗会阴部,每3天更换集尿袋,每2～4周更换导尿管。怀疑尿路感染时,应做尿常规检查和中段尿细菌培养检查。确定为尿路感染时,应在医生的指导下正规、规则使用抗生素;集尿袋的位置应低于膀胱,防止尿液反流入膀胱造成感染。

2. 尿失禁

脑卒中的急性期,患者常常由于大脑皮质和丘脑对膀胱的抑制作用受到损害出现尿急、尿频和尿失禁。脑卒中恢复期,因为膀胱逼尿肌张力增高,转为痉挛性神经源性膀胱,此时因为膀胱容量减小出现尿频、尿急和尿失禁。这类患者如果意识清楚,应尽早指导患者进行盆腔肌肉收缩训练,使患者自己感到有随意收缩。对于男性患者,可以使用阴茎套外接尿管,但应注意有无感染、皮肤破损等并发症。成人纸尿布也是选择之一,但应注意定时更换,用温水擦洗臀部及会阴部,保持干燥。应常常检查有无皮肤破损、皮疹、皮肤变红等。警惕压疮及湿疹的发生。

3. 药物治疗

针对中风患者排尿障碍的不同类型以及发生原因的不同,可以选用不同的药物进行辅助治疗。

(1) 膀胱反射消失所致尿潴留可用溴吡斯的明,其为可逆性抗胆碱酯酶药,能抑制胆碱酯酶的活性,产生受体兴奋作用。用法:溴吡斯的明,每次60 mg,每日3次。禁忌症为冠心病、机械性肠梗阻和尿路梗塞。

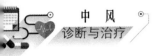
（2）括约肌收缩所致尿潴留可用坦索罗辛、多沙唑嗪、阿夫唑嗪，均为 α 受体阻滞剂，可使膀胱颈、前列腺和尿道平滑肌松弛，降低尿道内压，减小出口阻力，改善括约肌—逼尿肌协同困难和前列腺梗阻时的膀胱排空。用法：坦索罗辛 2 mg/片、多沙唑嗪 4 mg/片、阿夫唑嗪 10 mg/片，均为每次 1 片，每晚 1 次。使用初期及老年人要注意体位性低血压。

（3）膀胱过度活动所致的尿失禁可用托特罗定，其是一种竞争性毒蕈碱受体拮抗剂，可使膀胱松弛。用法：托特罗定每次 2 mg，每日 2 次，或缓释片每次 4 mg，每日 1 次。禁忌症为尿潴留、胃潴留或未得到控制的窄角性青光眼。

脑卒中患者出现排便障碍怎么办

1. 心理疏导

大部分患者有焦虑抑郁、紧张恐惧心理，担心生命安危或肢体瘫痪后遗症。家人和护理人员应给予积极的情感支持，表示理解其感受，主动向其讲解疾病的治疗过程，让患者减轻焦虑，保持良好、稳定的心理状态。

2. 饮食调整

便秘的患者应多吃蔬菜、水果、粗粮等含纤维素高的食物，每天摄入纤维素 2～5 g，多饮水，每天 2.2～2.3 L 为宜，适当摄取油脂类食物。每天也可服用蜂蜜 20 ml，以达到润肠的目的。鼻饲者，将青菜、水果制成汁在饮食中配用，能促进消化功能，增强胃肠蠕动。

对于腹泻患者,要仔细查找腹泻原因,是否饮食不够清洁卫生? 是否太过油腻? 是否患者有乳糖不耐受? 是否食物的渗透压过高? 针对不同的原因来调整饮食。

3. 养成按时排便的习惯

根据以往排便习惯,按时坐便盆。如病情无禁忌,可每天早晨醒后喝 100～300 ml 白开水,半小时后排便,培养良好的排便条件反射。对习惯性便秘的患者,每当有便意时都要试验排便,达到预防与治疗排便障碍的目的。可以活动的患者应鼓励其下地活动,长期卧床的患者,由护理人员每天轻柔地以顺时针方向按摩全腹部,有助于胃肠道蠕动。大便干结的患者可以试用润滑油,如开塞露。使用开塞露时应注意,最好可以将臀部稍微垫高或抬高,将开塞露塞入肛门内较深的位置,挤入药物后停留 5 分钟后再行排便。

4. 合理选择与恰当应用缓泻药物

便秘患者临床上常用泻药来帮助软化粪便、刺激排便。泻药大多建议于临睡前服用,经过一整晚药物的作用,清晨起床后就可以排便了。泻药分为以下几类。

(1) 渗透性泻药:它的作用机制是不被肠壁吸收,造成肠道内高渗环境,从而吸收大量水分到肠道内,肠道内容积增大,刺激肠道蠕动而排便。常用药物有硫酸镁、聚乙二醇散剂、乳果糖,此类泻药在使用时配合多饮水效果会更好。但应注意导泻时避免脱水,肠道出血、孕妇及经期妇女禁用。

(2) 刺激性泻药:药物本身或其代谢产物刺激肠壁,使肠壁

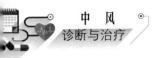

蠕动增加,刺激排便,如酚酞(果导)、大黄、番泻叶。酚酞睡前服用,每次 50～100 mg。幼儿、孕妇慎用。

(3) 润滑性泻药(大便软化剂):通过润滑肠壁、软化大便,使大便容易排出。如液态石蜡,睡前服用,每次 15～30 ml。但注意长期使用可能会造成脂溶性维生素和钙、磷吸收障碍。

(4) 容积性泻药:药物具有强吸水性,在肠内吸水膨胀形成胶体,使大肠内容物变软,含水分增多,体积增大,刺激肠壁,反射性增加肠蠕动而刺激排便。药物有欧车前、聚卡波非钙、非比麸等。

(5) 表面活性剂:可降低粪便表面张力,使之湿润、膨胀便于排出,如多库酯钠。

(6) 促动力药:对慢传输型便秘有较好的效果。研究表明,高选择性 5-羟色胺 4 受体激动剂(5-HT4)普芦卡必利能缩短结肠传输时间,安全性和耐受性良好。

5. 腹泻患者的药物治疗

对于腹泻、大便失禁的患者,临床上常用止泻药物进行治疗,常见的止泻药物有以下几类。

(1) 肠黏膜保护剂和吸附剂:蒙脱石、果胶和活性炭等,有吸附肠道毒素和保护肠黏膜的作用。蒙脱石散剂成人每天 3 次,每次 1 包,口服。但应注意,它同时也能吸附抗生素、维生素、生物碱及激素等。

(2) 益生菌:生成有机酸和乳酸抑制致病菌,产生天然抗生素,生成过氧化氢杀灭致病菌,防止有毒胺和氨生成,改善矿物质代谢,产生有助于消化吸收的酶,产生 B 族维生素及维生素 K。

如双歧三联活菌(培菲康)、酪酸梭状芽孢杆菌(米雅BM)、嗜酸乳杆菌(乐托尔)等。

(3) 抑制肠道分泌:碱式水杨酸铋,为抑制肠道分泌的药物,可减轻腹泻症状。用法为成人一次2包,每日3次,治疗时间不超过8周。对阿司匹林等水杨酸类药物过敏者禁用,服用抗凝药物、降糖药物、痛风药物者慎用,老年人用药尚缺乏可靠依据。

(4) 肠动力抑制剂:洛哌丁胺、地芬诺酯,可减少肠蠕动达到止泻效果,对于急性感染性腹泻者禁用。如复方地芬诺酯(每片含地芬诺酯2.5 mg,硫酸阿托品0.025 mg),每天2~3次,每次1~2片。腹泻次数减少时,应立即减少剂量。肝病患者及正在服用成瘾性药物患者应慎用,过量服用可能引起呼吸抑制。

6. 粪便、皮肤管理

(1) 注意粪便的量和性质,注意有无失水。

(2) 注意清洁皮肤,可以预防感染,防止褥疮的产生。每天用温水清洗会阴部及臀部,可使用沐浴露及碱性不太强的肥皂。清洗结束后用柔软的毛巾擦干,保持皮肤干燥。适当涂一些润肤露或者爽肤粉,但不建议涂油性过强的润肤露。

(3) 一旦发现皮疹或者皮肤红肿,应及时请教皮肤科医生。对于皮肤细菌感染,可以试用抗生素软膏,如金霉素软膏等;对于真菌性皮肤病,可用抗真菌软膏外涂,每天2次。

(4) 意识清醒的患者,平时可指导患者主动收缩肛门括约肌及盆底肌肉,增加肌紧张,以达到主动控制排便的目的。

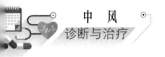

脑卒中对性欲有影响吗

性生活是人类正常生活的一部分,随着人们健康意识的提高,逐渐认识到性生活在家庭生活中所占的重要地位。近年来,脑卒中出现年轻化趋势,因此脑卒中患者的性生活问题更显得突出。

脑卒中患者性功能异常有很多因素,比如患者的年龄以及病变的程度。在年龄较轻的患者中,很多患者有较强的性愿望,而老年脑卒中患者性要求较少。对于单侧、病变不严重的患者,一般 3 周左右可恢复性功能,这个时期一般可持续3 个月。如果病变较严重而且是双侧性,性欲降低较明显。优势半球的脑卒中患者要比非优势半球的患者性欲降低得更加明显。

调查显示,脑卒中患者的性欲、性交频率及性满意度均有显著下降。导致患者性功能下降的主要原因为心理因素和社会因素,如患者对性的态度、对性无能的担心和回避与配偶谈论性等。脑卒中后体力降低或肢体偏瘫引起性交不便也是一个方面。脑卒中后因神经损害而导致直接的性问题,如阳痿、不能射精、性高潮缺乏等,虽然也有一定的影响,但是并不起主要作用。抑郁症、高血压、糖尿病和使用心血管药物可能对脑卒中后性功能有一定影响。

脑卒中患者可以过性生活吗

不少人有一种误解,认为脑卒中后能保住性命已经是万幸,千万不能再有其他的奢望,尤其是性生活。然而,性行为是人的本能,在健康条件许可的情况下,人人都可以享受性生活给人带来的欢乐,以改善生活质量,享受人生乐趣,维护家庭的稳定。

在脑卒中发生后半年左右,可逐渐恢复性生活,但应注意以下几点。

(1) 性交次数不宜过多,每周或每 2 周 1 次。

(2) 性交时间不宜过长。

(3) 动作不宜过猛,不宜过度兴奋。

(4) 不宜在疲劳状态下进行性生活,最好经过一夜睡眠后于次日晨间进行,随后休息 1~2 小时再起床,以策安全。

(5) 不在饱餐后 3 小时内进行性生活。

(6) 不在暴冷、暴热、高温或低温情况下过性生活。

(7) 高血压未控制,或血压波动较大时不宜过性生活。

(8) 性生活中出现任何不适,应立即停止。

(9) 性交体位应舒适。

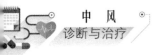
脑卒中患者如何享受性生活

(1) 配偶要关心和照料脑卒中患者,轻微的亲昵和爱抚会密切夫妻的关系,有助于克服患者的抑郁心理,增强自信心。

(2) 对性欲减退的患者应与配偶共同探讨,必要时到专科门诊找有关专家咨询,以达到双方对性生活的协调一致。特别是年纪较轻的患者更应注意这一点,以解除不必要的心理负担,使家庭更加和谐幸福。

(3) 体位:常见的体位如①男上位,即女方仰卧,分开双腿,男方用肘部和膝部支持身体的重量;②后进位,即女方背向男方侧卧,屈曲下肢,腰稍微弯曲,上侧腿提起,男方下身稍微降低,紧压住女方的臀部,阴茎在女方后面的两腿之间插入;③女上位,患者是男性则采用女上位为好,即女性在上,男性仰卧在下的体位,由于这种体位全由女方控制动作,故男性在这种体位费力最少,心脏负担也最少;④侧卧位,即双方面对面侧卧,男方用手臂抱住女方,女方则抬高并屈曲上方的腿横跨在男方的身上,这种体位双方所花的力量最少。

(4) 阴道润滑不足:可以用水性的润滑剂,或者延长性交前戏以增加阴道润滑度,或者使用润滑的安全套。

(5) 尿失禁患者:在性交前避免液体的摄入,排空膀胱,男性患者可使用安全套避免漏尿。在身边准备毛巾,如有意外发生可立即拿到毛巾,并在进行性交前讨论这种情况发生的可能性,以免发生尴尬。

（6）边缘性性行为：性满足可以通过性交达到，也可以不通过性交而通过其他各种性行为获得。性行为本身是多种感情交流的途径之一，可以通过非生殖器性活动而获得，如各种爱抚、触摸、拥抱、接吻等方式。对于耐力减弱的患者，可以通过选择其他性活动，如互相手淫或口交，达到夫妻之间的性满足。

（7）性器具：如男性患者阴茎勃起障碍，可以通过性爱抚、阴茎海绵体、药物注射或应用性器具，使妻子获得一定程度的性满足。

脑卒中患者的自我保健

脑卒中后康复的目的是什么

　　我国每年有 200 多万人新发脑卒中,并且随着我国老龄化程度不断增高,脑卒中的发病率会越来越高。其中,急性脑梗死是最常见的卒中类型,占我国脑卒中的 69.6％～70.8％。脑出血占据第 2 位,发病凶险,病情变化快,致死致残率高。大量资料表明,脑卒中幸存者中 50％～80％留下不同程度的致残性后遗症,如半身不遂、言语不清、智力减退、关节僵硬和挛缩等,甚至出现痴呆;其中约有 75％的患者丧失劳动能力;68％的患者需他人帮助料理生活;16％的患者长期卧床或住院;只有 10％～20％的患者可达到基本痊愈。同时,数以千万计的患者家属因要照顾病残的家人而损失大量的工作时间。因此,脑卒中给家庭和整个社会带来了极大的负担。

　　随着医疗技术和人民生活水平的提高,人们对脑卒中后生存质量的要求也不断提高。如何降低致残率,使脑卒中所引起的机体功能障碍降至最低程度,在各种药物及其他疗法尚未获得理想疗效的情况下,康复医学日益显现其独特的作用和疗效。连续完全的康复可以促进患者功能恢复、减少残疾和缩短住院日期。美国的 Rusk 教授将康复医学称为"第三医学",它与预防医学、临床医学具有同等重要的地位。

究竟什么是康复呢？康复就是采用各种手段对机体已发生的功能障碍进行反复训练，以达到恢复功能的目的。

长期以来，脑卒中的转归以功能障碍—能力下降—不利于社会为模式，这一模式的含义如下。

（1）功能障碍：为障碍的第一阶段，由于脑卒中直接影响到患者的心理、生理、解剖学上的结构以致功能缺损和异常，称为脏器阶段。

（2）能力下降：为障碍的第二阶段，患者既往的正常活动模式和活动范围受到疾病后遗症的限制，称为个人阶段。

（3）不利于社会：为障碍的第三阶段，由于功能障碍和能力下降给个体带来不利，而由年龄、性别、社会文化决定个体在社会中的正常作用也受到妨碍，称为社会阶段。

脑卒中康复的目的主要是提高患者的生活质量，使其重返家庭和社会。脑卒中康复的主要内容包括：①诊断、治疗和预防并发症；②最大独立性训练；③心理应对和适应；④社会的再适应；⑤利用残留的功能提高生活质量；⑥防止脑卒中复发和发生其他血管性疾病。具体的脑卒中康复措施有很多，如医疗体育、心理、饮食、药物、物理康复等。

脑卒中后如何开始主动康复锻炼

既然康复对于脑卒中患者是如此重要，那么脑卒中后如何

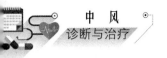

开始主动康复锻炼?

　　大多数患者都不明确脑卒中后何时开始康复锻炼才最为合适,有人担心脑出血患者过早活动会引起再度出血,故不敢早期应用医疗体育;也有人认为脑卒中患者的神经功能恢复在6个月内结束,因而6个月以后进行功能锻炼似乎就失去意义了。其实,这些看法都有失偏颇。事实上,医疗体育引起出血的可能性很小,只要血压稳定、动作不过于猛烈,就不会再次出血。而且很多偏瘫患者在1年以后仍有明显的功能进步,这说明代偿功能在1年以后仍可能有所改善。一般而言,脑卒中后首先可通过体位摆放、被动运动等预防或减轻肢体痉挛及后遗症的发生,待病情稳定后即可开始主动康复锻炼。

　　1. 尽早进行体位摆放和被动运动,为主动康复锻炼奠定基础

　　脑卒中后,患者最好立即采取健侧卧位。面向健侧,不让其向后扭转;在腋下及前臂下放置适当的枕垫,并在肘部轻度屈曲下抬高前臂及手部,使肩部保持一定的外展及外旋;患侧髋、膝屈曲似踏出一步置于身体前面的枕头上,脚不要悬空,这样可防止髋外旋并降低股四头肌的张力。其次是患侧卧位和仰卧位,足底不放任何支撑物,手不握任何物品。此期应注意尽量避免采取半卧位,以免因紧张性颈反射引起下肢痉挛。体位变换可预防压疮和肺部感染。此外,因仰卧位可强化伸肌优势,健侧侧卧位可强化患侧屈肌优势,患侧侧卧位可强化患侧伸肌优势,故不断变换体位可使肢体的伸屈肌张力达到平衡,预防痉挛。

　　同时,患者家属或医生可为患者进行被动运动,其目的是伸展处于缩短状态的瘫痪肌肉,降低肌张力及兴奋性,并且牵伸关

节周围各种纤维组织,防止其挛缩造成关节畸形,同时也可改善血液及淋巴循环,训练患者本体感觉,刺激神经营养功能。被动运动应包括患肢所有关节各个方向的运动,重点是肩外展外旋、前臂外旋、腕及手部各关节的伸展、拇指的外展和对掌、髋的伸展及内旋、伸膝、踝的背屈等。动作应平稳柔和,过快的牵伸往往激发牵张反射,使痉挛加重,粗暴的牵扯容易引起损伤。采取适当姿势,先进行按摩或在温水浴中进行被动运动,则可使肌肉松弛,从而提高活动效果。这项康复训练应与体位摆放同时进行。

由于翻身和关节的被动运动只能预防褥疮、肺炎和关节挛缩,并不能预防失用性肌萎缩等其他后遗症,也没有明显促进功能恢复的作用,所以对患者还要尽早开始下一阶段的主动康复训练。

2. 开始主动康复训练的适宜时机和方法

当患者意识清楚,生命体征平稳 1 周左右,即可开始主动性康复训练。主动运动的目的,以训练代偿功能、改善中枢神经系统对各肌群的协调控制为主,同时舒展紧张缩短的肌肉,增强其拮抗肌。简而言之,准备姿势以动作方便为准,运动应轻松平稳,先做简单动作后做复杂动作。

(1)让患者练习床上左右翻身,这是最基本的躯干功能训练之一。由于躯干受双侧锥体束支配,故而瘫痪一般不完全,恢复起来较快。

(2)让患者练习从健侧或患侧坐起,因为坐位是患者最容易完成的动作之一,也是预防直立性低血压和日后站立、行走等一些日常活动所必需的,所以应与翻身训练同时进行,注意不要让

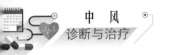

患者背靠物体而坐。

（3）在患者能独立坐稳后开始站立训练，当能独立站稳后，让患者的重心逐渐移向患侧腿，训练患侧腿的负重能力。

（4）在患者可独立站立平衡，患侧腿负重达体重的一半以上，并可向前迈步时，再开始步行训练。对多数患者而言，不宜过早地使用手杖，以免影响患侧训练。在步行训练前，先练习双腿交替、前后迈步和重心的转移。近年来，利用部分减重支持装置提早进行步行训练，使者在步行能力和行走速度恢复方面均有一定提高。

（5）在患者能独立坐稳后即可开始作业治疗，内容包括日常生活能力训练，如吃饭、个人卫生、穿衣、做家务等。

对一部分患者而言，康复的目的是让身体功能恢复到入院前的状况；而对另外一部分患者而言，他们的目标是在短时期内让自己学会适应这种不同于入院前的新的生活方式。不论患者初衷如何，大多数患者经过科学、持之以恒的锻炼，都能达到改善功能、提高生活能力、降低残疾程度的目的，但也有一部分患者会比预期的恢复差，这是什么原因呢？从客观上分析，脑卒中患者的康复受到如下一些因素的影响：①年龄：高龄患者由于其生理功能老化，且往往难以坚持康复训练，所以效果较差。②病程：这是影响康复的重要因素。一般而言，病程短者疗效好。病后6个月，尤其3个月内肢体功能恢复明显，此期是康复治疗的关键；6～12个月进入后遗症期，然此期进行康复锻炼，仍有获得功能进步的可能。③早期意识状态：据统计，病初不伴昏迷的患者，6个月后65%左右可获得不同程度的康复；而有深昏迷者，机会锐减过半;伴有痴呆者,康复疗效也较差。④认知能力:有认知功能障碍者,由于理解力差、沟通困难等原因,日常生活能力恢复也较差。⑤肢体瘫痪程度:瘫痪程度严重的患者康复效果较差,尤其肌力在2级以下者;肌张力过早增高或增高过甚者,疗效也较差。⑥大小便控制:有大小便失禁者,如果不是由于继发性膀胱功能障碍所致,则说明双侧大脑半球损害较广泛,康复疗效较差。⑦视野:有视野缺损者,日常生活能力恢复也较差。

除了上述这些客观因素,患者本人的主观因素也不容忽视,包括积极寻求医生、护理人员、康复治疗师、心理医生、社工等的帮助及家人和朋友的支持。但是,多数患者包括他们的家人并不习惯于寻求心理、婚姻和性方面的咨询,也不知道如何从医护人员那里获取最大的帮助,这些都会直接或间接地影响患者的康复。对脑卒中患者而言,只有更积极地寻找有关康复的信息并合理地利用,才能真正达到康复的目的。一位名叫汤姆·霍森的美国人曾经这样说:"对我而言,从中风中恢复过来,是对生命的负责,但这并不意味着每件事都必须由自己独个儿完成,我很幸运地找到了一些很好的人来帮助我,让我学会用新的方法去听、去写、去记,使我和我的家庭能接受所发生的这一切,而不是放弃。"

脑卒中后应该定期随访哪些项目

对于初发脑卒中的幸存者来说,复发的年危险性为5%～

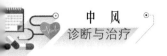

42％。初发脑卒中的危险因素也使复发的危险性增加,尤其是高血压、心脏病和糖尿病。

明确和了解脑卒中的危险因素对预防脑卒中和脑卒中复发至关重要,一些不可纠正的危险因素已经明确,如年龄、性别、种族或遗传因素;还有一些危险因素是可以通过改变行为方式、进行药物治疗或手术干预纠正的,包括高血压、心脏病(特别是心房纤颤)、糖尿病、高脂血症、无症状的颈动脉狭窄和短暂性脑缺血发作(TIA)以及吸烟、酗酒、缺乏运动、肥胖等。脑卒中后的随访主要是针对这些可纠正的危险因素,下面就详细介绍一下需要定期随访的具体项目。

(1) 血压:高血压是脑卒中最重要的可控危险因素,随着血压升高脑卒中发生的危险性增加,两者呈正相关。有研究表明,收缩压每升高 10 mmHg,脑卒中的发病风险增加 49％。高血压患者收缩压和舒张压的降低对减低脑卒中危险性起着重要作用,因此建议 35 岁以上的患者首次就诊应要求医生测量血压,此外,高血压患者务必在医生的指导下控制血压并坚持随访。

(2) 血脂:胆固醇是动脉粥样硬化的明确危险因素,动脉粥样硬化则是脑卒中的最常见病因。与脑卒中有关的血脂主要是甘油三酯、胆固醇、低密度脂蛋白等。降低高胆固醇可减少患缺血性脑卒中的危险,而对低血脂、营养不良者来说,增加饮食中蛋白质、脂肪和维生素的摄入可减少出血性脑卒中的危险。定期随访,了解自己的血脂高低非常重要。如果高了,那就需要在医生的帮助下控制它。

（3）血糖：糖尿病使脑卒中的危险性增加 2 倍,并且脑卒中患者的治疗和预后与其有无糖尿病关系密切。随血糖水平的升高,脑血管病的病死率增加。因此,定期监测空腹血糖及餐后 2 小时血糖是十分必要的。一旦确诊,医生会开出包括饮食、运动及适当药物的处方来控制患者的血糖水平。

（4）吸烟：吸烟与脑卒中的发生相关,与从未吸烟者相比,吸烟者脑卒中的相对危险度为 2.58。关于戒烟对脑卒中预防的作用,目前没有任何随机对照试验,但观察性研究表明,吸烟引起的脑卒中风险在戒烟后降低,至 5 年后消失。

（5）高同型半胱氨酸血症：是脑血管疾病的独立危险因素,然而不及其他危险因素重要,如高胆固醇血症、吸烟、糖尿病和高血压。摄入足量的维生素 B(无论是从膳食中还是来自补充剂)能预防同型半胱氨酸相关的血管疾病。

（6）心脏病：也是脑卒中的一个重要危险因素,尤其风湿性瓣膜病合并心房颤动(房颤)的患者发生脑栓塞的危险性是正常人的 17 倍。最好的预防方法是在医生指导下长期服用华法林,此时应该遵从医嘱,定期随访凝血酶原国际标准化比值(INR)。需注意,非瓣膜病性的房颤也是脑卒中强有力的危险因素,它可使脑卒中的相对危险提高近 5 倍。临床试验结果显示,口服抗凝药在非瓣膜病性房颤患者的脑卒中预防中也是有效的。脑卒中后患者在门诊的随访检查中一旦发现有房颤,千万不要忽视,及时咨询医生,请医生定夺治疗方案。

此外,其他的心脏疾病,如冠心病和心力衰竭能分别使脑卒中的危险性增加 12.0% 和 2.3%～6.0%,且随年龄增加而上升；

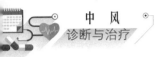

房间隔缺损(房缺)是又一个可增加脑卒中风险的重要因素,房缺与卵圆孔未闭之间有较强的关联,而且两者对于隐源性脑卒中的发生有协同作用,可使脑卒中的相对危险增加33倍。因此,如果既往有相关的心脏病史,脑卒中后更要加强心脏方面的随访检查,接受相应的治疗。

(7) 颈动脉狭窄:是短暂性脑缺血发作(TIA)和脑卒中的重要预警指标。颈动脉狭窄程度＞75％者 TIA 和脑卒中的联合风险为每年11％。值得注意的是,无症状的颈动脉疾病随年龄的增加而增多,其中54％为65岁以上的老人。所以,脑卒中后的患者至少每年做一次颈动脉超声检查,以便及早发现问题,及早进行干预。与此同时,颈动脉超声作为一种无创的检查方法,还可以测量颈动脉内膜斑块的厚度,对亚临床的颈动脉粥样硬化进行有效的评估。

(8) 每年一次的健康普查也很重要,能帮助你了解有无容易导致脑卒中的其他危险因素,如红细胞增多症、严重贫血等,如有,请在医生的帮助下及时治疗,预防卒中。

为了更好地了解、关注自己的病情,出院前可以要求医生为你准备一份详细的出院小结,包括住院期间的各项化验、检查结果、手术情况、治疗经过以及出院后的康复建议,尤其是需要随访的各项指标,方便出院后在社区卫生服务中心或附近的医院就诊,与其他医护人员交流自己的病情,接受后续治疗。

提醒大家注意,如果近期出现短暂、一过性(一般不超过15分钟)的单个(较少为单侧)肢体麻木、无力、言语障碍、视力障碍或突然的头晕、恶心、呕吐、步态不稳、失去平衡等,高度提示TIA,是一次完全性脑卒中即将来临的警报。建议立即就医,在医护人员的指导下使用合适的抗血小板药物,预防脑卒中。

怎样掌握正确的用药方法 ◯━━━

　　脑卒中常在没有任何征兆的情况下突然发生,其最常见的病因是动脉粥样硬化,后者是血液中的脂肪在血管壁逐步沉积所致。高血压促进了动脉粥样硬化的发生、发展;而动脉粥样硬化又加重了高血压,两者互为促进因素。还有一部分脑卒中是脉管炎和血管畸形或动脉瘤(多见于年轻人)以及大脑淀粉样血管病(多见于老年人)所致。根据 Framingham 心脏病研究(最早的研究动脉粥样硬化性心脏病病因的大规模试验)所示,脑卒中很少独立发生,67%的脑卒中患者合并高血压;47%的患者合并冠心病;32%的患者合并糖尿病。因此,半数以上的患者即便在病情稳定后,除了接受脑代谢活化剂等的对症治疗外,还需服用针对其合并症的药物(包括降压药、降糖药、硝酸酯类药物等)。这样每天至少服用 3 种或 3 种以上的药物,且一天要服用 2～3 次。有些药物必须空腹服用,有些必须餐后服用,而另有一些药物必须进餐时服用或睡前服用,有些药物在外观上还十分相似,这些都给脑卒中患者的用药增加了难度,尤其对有记忆缺失者而言,记住在适当的时候服用正确的药物且保证规律用药的确有一定的困难,这就需要家人或护理

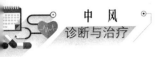

者帮助。

据统计,医生每年开出的药方中近 50%没有达到预期的效果。这可能是由于医生在开处方时没有详细指导患者该如何服药,也可能是因为患者忘了医嘱或没有理解。药品的说明书上有着较为详尽的信息,但多数患者只关注药物的副作用,而忽略了药物的用法,例如:药物是空腹服用还是餐后服用及药物的相互作用等。许多非处方药尤其是阿司匹林类药物能增强抗凝药物的抗凝作用而引起出血;吲哚美辛和布洛芬与抗凝药物之间也有相互作用。此外,一些食物、维生素和含乙醇的饮料能与某些特定的药物相互作用,产生不良反应,从而影响药物的疗效。例如:茶、咖啡、蛋类、牛奶、植物纤维等能抑制铁的吸收,故而如果患者合并有缺铁性贫血,口服铁剂治疗时应避免与上述食物合用。此外需注意,药品的保存不容忽视,有些药品需冷藏,而有些在室温下保存即可,这也将影响药效的发挥。怎样掌握正确的用药方法,从而使药物疗效得到充分的发挥呢? 向大家推荐以下几种方法。

(1) 每天尽量按时、准时服药。要做到这一点,最好将服药时间安排在日常生活行为的某一环节中,例如,在吃饭时、饭前或饭后某段时间,这样可以避免漏服。每次服药之间要有一定的间隔时间,但偶尔或早或晚半个小时也没关系。万一漏服一顿药物,那就需要询问你的医生,是否下次服药剂量需要加倍或维持原来剂量。

(2) 制作一张表格来记录所需要服用的药物,这是追踪用药的最简便的方法。表内竖格列出所服用的药物及服用时间,横格列出日期。如果按时服药了,就在相应的空格中画上"√",如果漏服,则在相应的空格中划上"╳"。表格的备注中可记下服药后产生的不适症状和反应,这项工作可以请家人来帮助完成。这样,下次就诊时你就有一份关于用药(包括用药后反应)的详尽资料来和医生讨论你的近期治疗,帮助医生发现问题,调整用药方案,这就是医患互助。

(3)每个药瓶用不同的颜色做标记,以区别不同的药物。部分老年患者由于视力减退,恐怕很难看清瓶上的标签,为了避免误服药物,不妨尝试一下上述方法。

(4)准备一个便于随身携带的小药瓶,里面装入应急药物。例如脑卒中合并冠心病者,如果医生嘱咐你服用硝酸甘油,那么除了家中必备外,最好随身携带,万一心绞痛发作,可以舌下含服以缓解症状。需注意,硝酸甘油的保质期仅3个月左右,并且在过热的环境下容易变质,所以必须经常更换。药物和食品一样都有保质期,服用前必须先查看一下药品是否过期,药品失效后有害无益。

(5)就诊时记住带上你的病历卡,上面记录着最为详尽的用药信息。万一你在家中服药时有疑问,最好立即电话咨询你所熟悉的医生,而不要等到下次复诊时间。

(6)就诊时仔细听取医生关于药物的服用方法及注意事项,药房取药回家后仔细阅读药物的说明书,这一点至关重要。说明书是关于药物的简短综合资料,它包括药物的疗效、服用方法、常见及罕见的不良反应以及药物间的相互作用等,患者可通过阅读说明书来补充就诊时遗漏的问题。

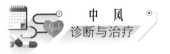
（7）经常与你所在的社区卫生服务中心的全科医师交流关于用药的问题。综合性医院的就诊人数很多,就诊时你可能没有足够的时间同专科医生交流。为了尽可能地获取有用的信息,一方面,你需要带上自己的用药资料表,并预先把自己想反馈的身体状况和想了解的问题记录下来,按重点顺序排列,这样既方便咨询,又可节约时间。另一方面,如果由于时间关系,门诊专科医生解释得还不够详尽,那么你也可以把仍然存留的疑问带回社区,与社区卫生服务中心的全科医师进一步探讨。请记住带上你的病历卡,以方便全科医生了解你的用药指征和用药方法。

如何与医生建立良好的医患关系

脑卒中患者急性期过后出院回到家中继续康复,家庭医生或社区全科医生对患者需作身心两方面的照顾,而患者对医疗的满意度、依从性及医患双方医疗关系的持续性,均取决于医患关系是否良好。

简单地说,医患关系是指医护人员在诊断、治疗与护理过程中与患者及其家属所建立起来的一种特殊形式的人际关系。真实的临床医疗环境中,医患双方常常存在容易忽视的问题,如交往不良、沟通不足和彼此的信任度不高等。从医生方面来看,可能存在同情心不够、信息量欠缺、过于自信以及沟通不足等所产生的负面效应;从患者方面来看,由于缺乏相关的疾病信息、交往障碍、依从性差、主观能动性低等,故而行为上可能出现依赖性增加、猜疑心加重、情绪不稳定和适应性降低等。而且相当一部分患者在患病后过分地关注自身疾病,显著减少和缩小了原有的兴趣爱好和社交范围。此外,患者对医生的期望也往往因自身的人格、年龄、性别、社会处境和所患疾病的不同而有差别。因此,每个患者对医生所抱的态度和表现的情绪状态会有很大的差异,有信任、尊重、友好、依从、满意和配合;也有怀疑、惧怕、挑剔和不满。患者要在家属和医护人员的配合及帮助下,逐渐学会用新的、有效的沟通方式与人交往,建立良好的医患关系,尽量避免不恰当的言语或非言语沟通方式,如愤怒、敌意、攻击或焦虑、抑郁、烦躁等。

根据医生和患者的地位不同、主动性不同,常见的医患关系基本模式主要有主动被动模式、指导合作模式和共同参与模式。

(1) 在主动被动模式中,整个医疗过程是由医生作权威性的决定,患者只能被动地服从,对于认知能力、自主能力很差的患者或危急情况下的患者,这种模式尚有可取之处。近年来,随着人权意识的增强,人们逐渐认识到这种模式破坏了对患者自主权的尊重和价值观的考虑,尤其对处于康复期的患者而言是不合适的。

(2) 指导合作模式虽然是目前最常见的医患关系模式,但由于医生仍处于权威的指导地位,患者仅仅配合执行医嘱,而不予更多的思考或提出自己的见解,有的甚至产生完全的依赖感,所以一旦未达到治疗的期望值或发生并发症,就容易产生医疗纠纷和医患关系的紧张。

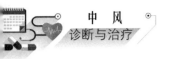

（3）为了更好地达到康复目的,我们希望卒中康复期的患者能通过自身努力和积极康复的主观愿望与医生建立共同参与的医患关系。较之传统模式下的医患关系,共同参与的伙伴式医患关系医生在诊疗过程中更重视健康教育、让患者及其家属有知情权、共同讨论诊疗方案,有助于提高患者对检查和治疗的依从性,患者能从中感受到自己被关注,在诊疗过程中也更体现出主动性和参与性。共同参与加强了医患间的沟通,也促进了诊疗过程的有效进展。

良好医患关系的建立和有效的医患沟通是双向的。对医生而言,不仅要重视患者的生理问题,更要关注他们的心理和社会问题,要主动与患者及家属沟通;患者也要理解医疗工作的特殊性和风险性,尊重医护人员的劳动和价值。另外,也要善于运用合适的语言和表情来表达自己的意愿和要求。在任何形式的诊疗过程中,互相尊重、互相理解,有效沟通,将有助于化解医患双方的认知差异,也有助于建立和谐的医患关系。

如何从门诊随访中获得最大效益

对脑卒中患者来说出院回到家中继续康复,一时间可能难以适应这种完全脱离医护人员照顾的生活,一天中主要依靠自己进行日常活动或通过家人、朋友的帮助来完成。如何在社区、在家中继续康复治疗成为困扰出院患者及其家人的一大问题。

住院期间,你可能是被动地接受医护人员的指导和护理。

一旦出院回到家中，如果你只是被动地等待下次门诊随访，等待医护人员告知你该如何，这对你的持续康复是极不明智的。你应该主动地与医护人员取得联系，告知他们你近阶段的情况（包括饮食起居、日常锻炼、用药等），积极参与自己康复方案的制订和修整，这样才会得到更有价值的治疗和护理。因此，首先应该对自己所患疾病有大致的了解；其次，要让自己明确每一种治疗方法的目的以及后继治疗；最后，你还有责任及时向医护人员告知自己病情的变化。

下面将列出一系列有关疾病预防、运动、饮食及治疗方面的建议，可以酌情参考并在门诊时咨询医护人员，从中获取有益的信息。

关于脑卒中的危险因素及预防建议如何

正如前文所述，个体或多或少存在一些脑卒中的危险因素，有些是无法控制的，如年龄、性别、种族、有糖尿病或脑卒中家族史等。我们这里讨论的是可控危险因素如高血压、心脏病、糖尿病、高脂血症，以及生活方式危险因素如吸烟、饮酒、长时间静坐等，这些因素可以通过药物、手术或生活方式的改变来控制。门诊随访时，应与医生讨论，从而选择适合的预防方式。

有关高血压、高脂血症、心脏病、糖尿病等的随访和控制，前文已有所提及，下面再来概括一下相关生活方式的改变。例如戒烟限酒，吸烟与脑卒中的风险增加相关，如果你马上戒烟，5年

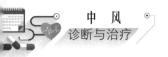

后患卒中的危险性将与那些不吸烟的人一样;至于饮酒,每天喝一杯葡萄酒或啤酒可能减少患脑卒中的危险性(仅指在没有其他需戒酒的疾病的前提下),但大量饮酒会促进脑动脉硬化,比不饮酒者脑动脉硬化的发病提前 3～8 年,故饮酒要适可而止。同时,适当的运动,如散步、慢跑、骑车、游泳或其他活动,每天至少 30 分钟,可以减少患脑卒中的危险。

关于康复期间的运动建议如何

脑卒中患者渡过急性期便进入康复阶段,此期的关键是促进运动功能的恢复、增进健康、预防并发症。适当的运动是康复期的重要措施之一,包括矫形、按摩、被动和主动运动,前面章节已有重点阐述,这里我们强调以下两点。

(1) 坚持每天锻炼,向医护人员请教适合于你的锻炼方式,锻炼的系统性。运动量和动作难度循序渐进,根据自己的性别、年龄、既往运动经历等个人特点来决定。

(2) 多数脑卒中患者合并心血管疾病,因此运动过程中应始终保持自然的呼吸节律,避免用力屏气。同时要监测自己的脉搏,不要超过脉率增快的上限:一般我们将(220－年龄)作为极量运动时脉率增快的上限;(220－年龄)×0.6～0.79 作为中等强度运动时脉率增快的上限。但正如运动量和动作难度因人而异,脉率增快的上限也不是一成不变的,你可以向医护人员请教适合于你的安全范围。

关于脑卒中患者的饮食建议如何

如前文所述,脑卒中患者往往有高血压、糖尿病、高脂血症等合并症,这些已是公认的导致脑卒中和脑卒中复发的危险因素,要控制这些因素,合理的饮食与药物治疗、运动疗法同样重要。

(1) 限制食盐摄入量:许多流行病学资料证明食盐摄入过多容易引起或加重高血压,还可促进血小板聚集、脑血管动脉粥样硬化,导致血栓形成。一般我们建议成人食盐摄入量以每天8 g以下为宜,老年人每天食盐的摄入应低于6 g。

(2) 适当多食能够帮助降低血脂的食物:如含纤维素较多的蔬菜、海带、山楂、核桃、茶叶等,以预防或减缓动脉硬化的发生。

(3) 痛风患者要少食或禁食富含嘌呤的食物,如海鲜、动物内脏等。可根据具体的血尿酸水平请教医护人员哪些食物要禁食、哪些要少食。

(4) 糖尿病患者务必主动咨询医生,请医生为你量身制订一份饮食计划并加以解释。

关于药物治疗的建议如何

康复期患者除了必要的脑代谢活化剂治疗外,还需服用针对各种合并症的药物,前文已介绍正确的用药方法,下面这几个

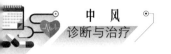

问题也不能忽视：

（1）请医生明确告诉你所服用药物的用途、希望达到的疗效和可能需要的时间，以便主动观察有无达到治疗的预期效果。一方面可以提高治疗的积极性，另一方面，万一药物未达到预期效果，也可及早将情况反馈给医生，以调整治疗方案。

（2）向医生请教你服药期间的随访间隔时间，以便医生更好地关注你的治疗进展。

（3）请医生告诉你所服用药物最常见的不良反应，并明确哪些不良反应是一过性的，哪些将影响继续用药。以便一旦发生这种情况，你可以及时告知医生，在医生的指导下停药或更换药物。

（4）尽量与医护人员配合，提高服药的依从性，及时解决用药过程中的疑问。

（5）咨询熟悉的医护人员，正确认识和评价对药物的心理依赖性。

关于康复治疗的建议如何

脑卒中患者出院并不意味着康复的结束，相反，几乎所有资料表明，脑卒中患者受益于持续的康复治疗。无论患者处于康复的哪个阶段，都会存在上述几方面的问题。此外，患者出院后在门诊随访期间另有一些特殊问题将变得明显，如心理调整不良，性功能减退，社会、家庭角色转换不佳以及一些继发性的身体问题(如痉挛、行走方式改变等),为了保证患者出院后的持续康复,从医护人员那里得到最好的治疗和护理,达到回归家庭、回归社会的目的,还有下面一些建议。

(1) 签约一位全科医生担任你的家庭医生,最好是你熟悉的社区卫生服务中心的全科医生,由他全面照顾你的健康,将神经科医生、心理医生、康复医生及理疗师、针灸师等诸位专科医生的治疗措施有机整合,为你度身制订更为贴切的整体康复方案。

(2) 让全科医生为你推荐一位神经科医生,其专长将有助于脑卒中后遗症的治疗。在经历脑卒中带来的一系列行为情绪的改变之后,专科医生更能从生物学的角度帮助患者及其家属了解这种改变,并提供有效的应对策略。在你的后期康复中,与你接触最多、最了解你近期康复中存在问题的是全科医生,他将是你与专科医生之间的联系桥梁。他会及时告知专科医生关于你近期康复的进展或出现的问题,并将信息反馈给你。

(3) 与医生建立良好的医患关系。

(4) 如果你对医生制订的康复方案犹豫不决,那么不妨再听取一些其他医生的建议,尤其是需要对医生推荐的外科手术或重大的内科治疗做出决断时,你完全可以咨询其他医生,不要担心会因此冒犯自己的主管医生。只有在你对一种治疗充满信心时,这种治疗的作用才会得到充分彰显。

(5) 在看牙医或别的专科医生时,应开列一张自己所服用药物的清单以供医生参考。如果患有心脏瓣膜疾病,那么无论是简单的清洗牙结石、补牙,还是进行口腔的外科手术,都需要预

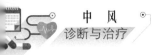

先告知牙医自己的疾病状况。这样,医生会让你事先服用3～5天的抗生素以减少发生心内膜炎的危险(简单地说,心内膜炎是心脏内膜或瓣膜的感染性疾病)。此外,若合并有冠心病或由于瓣膜病换瓣后需长期服用抗凝药物的,也都需要事先告知,让牙医做好准备,术中充分止血,以免局部出血不止引发感染,或在医生认为条件许可的情况下暂时停服数顿抗凝药物。还可以主动咨询牙医有关牙齿保健的小知识,定期检查有无蛀牙及假牙的安装是否合适,尤其当咀嚼有困难时,就显得尤为重要了。

(6) 如果由于脑卒中不幸失语,建议参加当地的脑卒中失语俱乐部或类似的协会。在俱乐部里可以接触到同样症状的患者,互相交流、鼓励和支持,并可得到专门的语言病理学家的指导,以逐步走出因失语而陷入的孤独和无助。

此外,定期的综合性医院门诊随访将是继续康复过程中得到医护人员指导和帮助的最佳方式。通过随访将对所患的疾病、所服用药物的疗效、副作用以及所需的综合性、持续性健康照顾的目的有更深入的了解。同时可以向医生倾诉脑卒中后自己情绪上的波动(包括沮丧、忧虑、焦躁、抑郁等),尝试着与医生平等合作,共同制订合理的个人康复目标和计划。

有人统计过,门诊时医生对每位患者的平均接诊时间为11分钟。因此,建议预先计划好门诊随访想要达到的目的。为了更有效地利用短暂的门诊随访时间获得最大的效益,下述这几条策略可供参考。

(1) 在家人或朋友的陪同下去门诊随访。之前可以将自己需要了解的问题整理一遍,就诊时先问较为重要的问题,家人或朋友可在身旁记下医生的答复或建议,并可以提醒被遗漏的问题。

(2) 记下日常康复中的点滴进步,方便门诊时和医生交流。一般而言,医生会建议患者制作一份更详细的备忘录,包括血压、服药规律与否、服药后出现的不适、日常的膳食、运动状况以及理疗康复等。这份备忘录是极有价值的,它可以反映近期身体状况的变化,甚至包括出现的疼痛。这样,患者和医生都不会疏忽康复过程中发生的任何问题,包括细微的进步。

(3) 如果就诊时医生使用了不理解的术语,可以请医生解释清楚,不必觉得尴尬。

(4) 保存好自己的检查资料,可以避免大量的重复检查,以节约时间和费用。

(5) 门诊随访过程中,可能会有较长的候诊时间,携带一些方便食品和饮料是很有必要的,同时记得带上到时必须服用的药物。

脑卒中的预防

一般人群如何管理日常饮食

"民以食为天",饮食是生活方式的一个重要组成部分。随着科学的进步、社会的发展,人们越来越了解到饮食和一些疾病发生的相关性,通过调整不合理的饮食方法、饮食结构可以有效地预防一些疾病的发生。同样,合理的饮食习惯对预防脑卒中也起着重要作用。

对于一般人群来说,平衡膳食、合理营养是预防脑卒中的有效途径。《中国居民膳食指南(2016 年版)》根据现阶段我国居民营养状况和健康需求,给予了如下推荐。

(1) 食物多样,谷类为主:平衡膳食模式是最大程度上保障人体营养需要和健康的基础,食物多样是平衡膳食模式的基本原则。每天的膳食应包括谷薯类、蔬菜水果类、畜禽鱼蛋奶类、大豆坚果类等。建议平均每天摄入 12 种以上食物,每周 25 种以上。谷类为主是平衡膳食模式的重要特征,每天摄入谷薯类食物 250～400 g,其中全谷物和杂豆类 50～150 g,薯类 50～100 g;膳食中碳水化合物提供的能量应占总能量的 50% 以上。

(2) 吃动平衡,健康体重:体重是评价人体营养和健康状况的重要指标,吃和动是保持健康体重的关键。各个年龄段人群都应该坚持天天运动、维持能量平衡、保持健康体重。体重过低和过高均易增加疾病发生的风险。每周应至少进行 5 天中等强度的身体活动，累计 150 分钟以上；坚持日常身体活动，平均每天主动身体活动 6 000 步；尽量减少久坐时间，每小时起来动一动，动则有益。

（3）多吃蔬果、奶类、大豆：蔬菜、水果、奶类和大豆及制品是平衡膳食的重要组成部分，坚果是膳食的有益补充。蔬菜和水果是维生素、矿物质、膳食纤维和植物化学物的重要来源，奶类和大豆类富含钙、优质蛋白质和 B 族维生素，对降低慢性病的发生具有重要作用。提倡餐餐有蔬菜，推荐每日摄入 300～500 g，深色蔬菜应占 1/2。天天吃水果，推荐每日摄入 200～350 g 的新鲜水果，果汁不能代替鲜果。摄入各种奶制品，摄入量相当于每天液态奶 300 g。经常吃豆制品，每天相当于大豆 25 g 以上，适量吃坚果。

（4）适量吃鱼、禽、蛋、瘦肉：鱼、禽、蛋和瘦肉可提供人体所需要的优质蛋白质、维生素 A、B 族维生素等，有些也含有较高的脂肪和胆固醇。动物性食物优选鱼和禽类，鱼和禽类脂肪含量相对较低，鱼类含有较多的不饱和脂肪酸；蛋类各种营养成分齐全；吃畜肉应选择瘦肉，瘦肉脂肪含量较低。过多食用烟熏和腌制肉类可增加肿瘤的发生风险，应当少吃。推荐每周吃鱼 280～525 g，畜禽肉 280～525 g，蛋类 280～350 g，平均每天摄入鱼、禽、蛋和瘦肉总量 120～200 g。

（5）少盐少油，控糖限酒：我国多数居民目前食盐、烹调油和脂肪摄入过多，这是高血压、肥胖和心脑血管疾病等慢性病发病

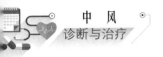

率居高不下的重要因素,因此应当培养清淡饮食习惯,成人每天食盐不超过 6 g,烹调油 25～30 g。过多摄入添加糖可增加龋齿和超重发生的风险,推荐每天摄入糖不超过 50 g,最好控制在 25 g 以下。水在生命活动中发挥重要作用,应当足量饮水。建议成年人每天 7～8 杯(1 500～1 700 ml),提倡饮用白开水和茶水,不喝或少喝含糖饮料。儿童少年、孕妇、乳母不应饮酒,成人如饮酒,一天饮酒的酒精量男性不超过 25g,女性不超过 15 g。

(6) 杜绝浪费,兴新食尚:勤俭节约、珍惜食物、杜绝浪费是中华民族的美德。按需选购食物、按需备餐,提倡分餐不浪费。选择新鲜卫生的食物和适宜的烹调方式,保障饮食卫生。学会阅读食品标签,合理选择食品。创造和支持文明饮食的社会环境和条件。回家吃饭,享受食物和亲情,应该从每个人做起,传承优良饮食文化,树立健康饮食新风。

老年人如何管理日常饮食

随着年龄增加,老年人器官功能可出现不同程度的衰退,包括牙齿缺损、咀嚼和消化吸收能力下降;视觉、听觉及味觉等感官反应迟顿,常常无法反映身体对食物、水的真实需求;肌肉萎缩、瘦体组织量减少、体脂肪量增加,加上骨量丢失、关节及神经系统退行性病变等问题,使得老年人身体活动能力减弱,对能量、营养素的需求发生改变;老年人既容易发生营养不良、贫血、肌肉衰减、骨质疏松等与营养缺乏和代谢相关的疾病,又是心血管疾病、糖尿病、高血压等慢性病的高发人群。很多人多病共存,长期服用多种药物,很容易造成食欲不振,影响营养素吸收,加重营养失衡状况。因此,老年人的饮食要额外注意以下四点。

(1) 少量多餐、食物细软,预防营养缺乏。食物多样,制作细软,少量多餐,预防营养缺乏。不少老年人牙齿缺损,消化液分泌和胃肠蠕动减弱,容易出现食欲下降和早饱现象,造成食物摄入量不足和营养素缺乏,因此老年人膳食更应注意合理设计、精准营养。对于高龄老人和身体虚弱以及体重出现明显下降的老人,应特别注意增加餐次,除三餐外可额外增加2~3餐,保证充足的食物摄入。食量小的老年人,应注意在餐前和餐时少喝汤水,少吃汤泡饭。对于有吞咽障碍和80岁以上的老人,可选择软食,进食中要细嚼慢咽,预防呛咳和误吸。对于贫血,钙和维生素D、维生素A等缺乏的老年人,建议在营养师和医生的指导下,选择适合的营养强化食品。

(2) 主动足量饮水,积极户外活动。老年人身体对缺水的耐受性下降,要主动饮水,每天的饮水量达到1 500 ml~1 700 ml,首选温热的白开水。户外活动能够更好地接受紫外光线照射,有利于体内维生素D合成和延缓骨质疏松的发展。一般认为老年人每天户外锻炼1~2次,每次1小时左右,以轻微出汗为宜,或可每天至少六千步。注意每次运动要量力而行,强度不宜过大,运动持续时间不宜过长,可以分多次运动。

(3) 延缓肌肉衰减,维持适宜体重。骨骼肌肉是身体的重要组成部分,延缓肌肉衰减对维持老年人活动能力和健康状况极

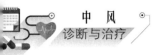

为重要。延缓肌肉衰减的有效方法是吃动结合，一方面要增加摄入富含优质蛋白质的瘦肉、海鱼、豆类等食物，另一面要进行有氧运动和适当的抗阻运动。老年人体重应维持在正常稳定水平，不应过度苛求减重或增重，体重过高或过低都会影响健康。从降低营养不良风险和死亡风险的角度考虑，70岁以上老年人的 BMI 以不低于 20 kg/m² 为好。血脂等指标正常的情况下，BMI 上线值可略放宽到 26 kg/m²。

(4) 摄入充足食物，鼓励陪伴进餐。老年人每天应至少摄入12种及以上的食物，采用多种方法增加食欲和进食量。吃好三餐，早餐宜有 1～2 种以上主食、1 个鸡蛋、1 杯奶，另有蔬菜或水果。中餐、晚餐宜有 2 种以上主食，1～2 种荤菜、1～2 种蔬菜、1 个豆制品。饭菜应色香味美、温度适宜。老年人应积极主动参与家庭和社会活动，主动与家人或朋友一起进餐或活动，积极快乐享受生活。适当参与食物的准备与烹饪，通过变换烹饪方法和食物的花色品种，烹制自己喜爱的食物，提升进食的乐趣，享受家庭喜悦和亲情快乐。对于孤寡、独居老人，建议多结交朋友，或者去集体用餐地点(社区老年食堂或助餐点、托老所)用餐，增进交流、促进食欲，摄入更多丰富食物。对于生活自理有困难的老年人，家人应多陪伴，采用辅助用餐、送餐上门等方法，保障食物摄入和营养状况。家人应对老年人更加关心照顾，陪伴交流，注意饮食和体重变化，及时发现和预防疾病的发生和发展。

高血压患者如何管理日常饮食

高血压是脑卒中的一个独立的、强有力的危险因素,因此高血压患者尤其要注意对脑卒中的预防。高血压的发生、发展与饮食密切相关,通过调整饮食结构可以更好地控制血压,防治并发症。

(1) 限制总热量摄取,减轻体重:高血压患者每天摄取的总热量控制在 1 500~2 000 kcal(1 kcal=4.184 kJ),其中糖类、蛋白质和脂肪的摄入分别占总热量的 60%~65%、15%~20%和15%~25%。体重减轻10%,可使收缩压降低 6.6 mmHg。而且体重减轻可增加降压药物的疗效,这可能是减轻体重可以降低交感神经系统的活性,改善胰岛素敏感性,并间接降低盐敏感性,从而对血压控制有益。

(2) 限制食盐摄入:流行病学调查证实,人群的血压水平和高血压的患病率均与食盐的摄入量密切相关。有报道,如每天食盐摄入量减少 2.4 g,高血压患者的收缩压平均可降低 5.8 mmHg,舒张压可降低 2.5 mmHg。过多摄取食盐除了会使血压升高以外,还能使血小板聚集亢进,促进血栓形成。食盐引起血小板聚集亢进可能是与体内前列腺素代谢相关,也可能与钠离子进入血小板相关。由此可见,低盐饮食对预防脑卒中极为重要。目前,我国居民平均每天的食盐摄入量为 12 g,而实际在每天食物的基础上,摄入 3 g 食盐就基本上达到了人体对钠的需要。

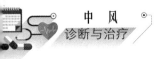
中国营养学会建议:健康成年人一天食盐(包括酱油、味精、辣酱等调味品和其他食物中的食盐量)的摄入量是 6 g,即相当于一中号牙膏盖的分量。而对于已经患有高血压的患者而言,将每天食盐的摄入量降低到 6 g 以下可以起到更好降低血压的作用。

(3)适当补充钾、镁和钙:钾能促进体内钠的排泄,有利尿的作用;镁则能降胆固醇、扩张血管;充足的钙摄入则可以避免因缺钙造成的骨钙溶出和钙在软组织、血管壁的异常沉积。所以适当补充钾、镁、钙能预防高血压、动脉硬化,从而防范脑卒中。钾含量高的食物有橙子、香蕉、赤豆、扁豆、香菇、紫菜和海带等;含镁丰富的食品有绿叶蔬菜、小米、海产品、肉类及豆制品等;牛奶是很好的补钙食物,此外虾、鱼类、蛋类也含有丰富的钙质。我国推荐成年人预防高血压的每天钙摄入标准为:成年男子 1 g,孕妇、哺乳期及绝经期妇女对钙的需求量更大一些,为 1.5 g。人体所需的钙,最好以饮食方式摄入。必要时,也可以补充一些方便易吸收的钙剂。

(4)戒酒或限制饮酒:戒烟和减少饮酒可使血压显著降低,适量饮酒仍有明显加压反应者和体瘦者应戒酒。

糖尿病患者如何管理日常饮食

糖尿病患者合并脑卒中的风险是非糖尿病人群的 1.5～3 倍。而糖尿病患者中,血糖控制不良者较血糖控制良好者的脑卒中发病率增高3倍。糖尿病患者平稳控制血糖有利于预防脑卒中的发生。饮食治疗是糖尿病治疗的基础,需要长期而严格地执行。

(1) 控制总热量摄入:合理控制糖尿病患者每天总热量的摄入是饮食治疗的关键。根据患者身高、体重、工作性质的不同,每天所需要的总热量也是不同的。可以通过以下方法来计算。首先,需要算出患者的理想体重,即为身高(cm)－105。随后,按照不同患者每天活动量的大小,计算出每天所需的总体热量。成年人在休息状态下每天每千克理想体重所需热量25～30 kcal;轻体力劳动者30～35 kcal;中度体力劳动者35～40 kcal;重体力劳动者40 kcal以上。青少年、孕妇、乳母、营养不良、消瘦以及伴有消耗性疾病者(如恶性肿瘤、结核等)应酌情增加,肥胖者酌减,使患者体重控制在理想体重的5%上下。例如,计算一位身高175 cm、在办公室工作者每天所需的总热量:理想体重为175－105＝70 kg,每天所需要的总热量即为35×70＝2 450 kcal。

(2) 营养素的热量分配:糖类(碳水化合物)、蛋白质和脂肪是提供热量的主要营养素,三者的合理配比尤为重要。期望通过减少糖类的摄入,增加蛋白质和脂肪的摄取来控制血糖的做法是非常不合理的。

糖类应该提供总热量的50%～60%,相当于主食250～400 g。提倡以米、面、玉米、荞麦、小米等作为主食,并尽量多食用粗杂粮。而糖类含量高的食物,如土豆、薯类、山药、粉皮等应尽量少食用。如果食用,可相应减少主食的含量。尽量不吃糖

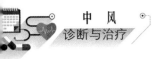

果、甜糕点、冰淇淋及含糖饮料。因为这些食物的摄入可以迅速升高血糖,增加胰腺的负担;同时胃排空较快,不利于血糖维持稳定,对调整降糖药物及胰岛素都带来不利的影响。同时,也要注意不同食物的血糖生成指数(glycemic index,GI),它是衡量食物引起餐后血糖反应的一项有效指标。GI值越高,则表明这种食物升高血糖的效应越强,反之亦然。一般而言,GI值>70为高血糖生成指数的食物,它们进入胃肠后消化快,吸收率高,葡萄糖释放快,血峰值高;GI值<55为低血糖生成指数的食物,它们在胃肠中停留时间长,吸收率低,葡萄糖释放缓慢,血糖峰值低。因此,选择低GI值的食物可以避免餐后高血糖。下面介绍几种食物的GI值供糖尿病患者参考:大米饭GI值是88;一般小麦面条GI值是81.6;燕麦GI值是55;荞麦GI值是54;黑麦面包GI值是50;蚕豆GI值是79;四季豆GI值是27;西瓜GI值是72;猕猴桃GI值是52;樱桃GI值是22。

蛋白质的摄入量一般占总热量的15%～20%,或换算为成人每天每千克理想体重需要0.8～1.2 g蛋白质,平均1.0 g。儿童、孕妇、哺乳期妇女、营养不良或伴有消耗性疾病的患者应增至每天每千克体重1.2～1.5 g,而有糖尿病肾病的患者应限制在每天每千克体重0.8 g以下。蛋白质来源中应至少有1/3来源于动物蛋白质,以保证必需氨基酸的供给。鸡蛋、牛奶、肉类等都是很好的蛋白质来源。

脂肪的摄入量应该严格限制在总热量的20%～25%,成人每天每千克理想体重需要0.8 g,体型较胖者在0.6 g左右。因为长期高脂肪饮食可导致胰岛素抵抗和促进动脉粥样硬化,加重糖尿病及其并发症。脂肪中的饱和脂肪酸所提供的热量应低于总热量的 10%,应提倡多进食含有不饱和脂肪酸的食物,如海鱼、大豆等。烹调用油建议选用玉米油、葵花子油、花生油、豆油及橄榄油等植物油,因为不饱和脂肪酸可以帮助清理体内的胆固醇,防止胆固醇沉积于血管壁,而起到防止动脉硬化、预防脑卒中的作用。胆固醇的摄取量每天应低于 300 mg,少食动物内脏、蛋黄等高胆固醇的食物。

(3) 合理分配餐次和餐量:在确定每天总热量和营养素组成后,可以将热量换算成食物的重量。每克糖类、蛋白质均产热量 4 kcal,每克脂肪产热量 9 kcal。仍以上述办公室工作者为例,假设他为正常体型,无肾功能损害,则根据他的理想体重 70 kg,可计算出他每天的蛋白质摄入量为 $70 \times 1.0 = 70$ g,脂肪摄取量为 $0.8 \times 70 = 56$ g。由此可以计算出他每天由蛋白质和脂肪产热量共 $70 \times 4 + 56 \times 9 = 784$ kcal。根据之前所计算的他每天所需总热量为 2 450 kcal,那么剩下部分的热量应该由糖类来供给,共计 $2 450 - 784 = 1 666$ kcal,所以每天需要的糖类即为 $1 666/4 = 416$ g。即他每天需要摄入糖类、蛋白质及脂肪的量分别为 416 g、70 g 和 56 g。将上述成分按照每日三餐 1/5、2/5 及 2/5 或者 1/3、1/3 及 1/3 进行分配就可制定出一日三餐的食谱。在体力活动量稳定的情况下,尽量做到定时、定量进餐,减少血糖波动,避免血糖过高或低血糖的发生。此外,糖尿病患者还应学会简单的食物代换,如 1 碗米饭 = 4 个小餐包 = 8 片大苏打饼干 = 40 粒小汤圆;1 个小苹果 = 半根香蕉 = 6 颗枇杷 = 13 颗葡萄。

(4) 微量营养素和食物纤维的补充:糖尿病患者的食谱中还

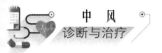

推荐食物纤维。食物纤维容易产生饱腹感,同时它不被小肠消化吸收,又能延缓糖类和脂肪的吸收,吸附肠道内的胆固醇,因此有助于降低餐后血糖和胆固醇水平,保持血糖水平的稳定。含食物纤维较多的食物有谷物、麦片、豆类等。此外,维生素 C、维生素 E、β 胡萝卜素有抗氧化作用,可以减少氧化应激损伤;微量元素锌、铬等对促进胰岛素合成和增加其敏感性有一定的作用,可以通过新鲜蔬菜、水果、豆制品、粗粮等获得补充。

(5)忌酒:糖尿病患者应该忌酒,饮酒可以干扰血糖的控制,每克乙醇(酒精)含 7 kcal 的热量,大量饮酒可诱发酮症酸中毒,而乙醇本身可使服用磺脲类药物或使用胰岛素者出现低血糖。

血脂异常患者如何管理日常饮食

血脂异常包括高胆固醇血症、高甘油三酯血症、高低密度脂蛋白血症和低高密度脂蛋白血症。它可能由不健康的饮食习惯引起,也可能是遗传性脂代谢紊乱或者继发于其他疾病。

对于血脂异常的患者提倡低脂饮食,每天脂肪摄入量占总热量的 15%～25%。同时注意减少饱和脂肪酸的摄入,增加不饱和脂肪酸的摄入。这是因为食物中的饱和脂肪酸是使血清胆固醇升高的主要脂肪酸,而血清胆固醇水平的升高则是动脉粥样硬化的重要因素,故世界卫生组织建议膳食中饱和脂肪酸提供的热量应低于总热量的 10%。一般人群每天胆固醇摄入量不宜超过 300 mg。而高血脂者则应严格限制在 200 mg 以下。具体到日常的饮食来说,动物性食物的脂肪含量较高,通常而言,畜肉(猪、牛、羊等)的胆固醇含量高于禽肉(鸡、鸭、鹅等);贝壳类和软体类高于一般鱼类;而动物内脏、蛋黄、鱼子的胆固醇含量则最高,所以,应多摄入鱼类、禽类和瘦肉等。多食用不饱和脂肪酸含量较多的海鱼、豆类等。食用油应以植物油为主,每人每天用量以25~30 g为宜。血脂异常患者适宜的烹饪方法有:煮、炖、蒸、熬、煨及凉拌等,尽量少食煎、炸及炒的食物。

此外,血脂异常的患者每天应摄入新鲜水果和蔬菜400~500 g,并注意增加深色或绿色蔬菜比例。因为它们含有丰富的植物纤维和维生素,可以防止胆固醇沉积在血管壁上,减少肠道对胆固醇的吸收。同时,可以选择一些具有降低胆固醇作用的食物,如苹果、胡萝卜、牡蛎、燕麦片、海带、大蒜、牛奶、大豆、香菇、木耳等。

有些血脂异常的患者认为,"不吃脂肪类的食品,而多吃些水果、饮料、小点心或是米面类的食品没有问题"。这种想法也是错误的。因为身体的三大能量来源——糖类、蛋白质和脂肪在身体内是可以相互转换的。当进食了过多的糖类,超过机体供能所需要的量时,多余的糖类就会转化为脂肪储存在体内。因此,血脂异常的患者每天摄入的总热量也要适当控制。

如何合理运动

据调查,我国成年人每周参加体育锻炼一次以上、每次锻炼

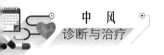
时间 30～60 分钟者的比例只有 31%～53%,即大部分成年人都缺乏体育运动或运动不足。运动不仅有助于保持健康体重,还能够降低患高血压、脑卒中、冠心病、2 型糖尿病、骨质疏松等慢性疾病的风险。

通常的运动形式主要有三类,即有氧耐力运动、肌肉力量训练和关节柔韧性练习。有氧耐力运动需要氧气参与运动中的能量供应,如步行、骑自行车、慢跑、游泳等。肌肉力量训练主要针对身体的大肌肉群,如举哑铃、击打沙袋、拉弹力带,或借助其他健身器械。关节柔韧性练习是通过关节的屈曲、伸展和旋转起到保持或增加关节的生理活动范围和关节活动稳定性的作用。对一般人群普遍比较适宜的是有氧耐力运动。它有助于增进心肺功能,降低血压、血脂和血糖,增加胰岛素的敏感性,改善血糖、血脂和一些内分泌系统的调节,提高骨密度,保持健康体重,减少体内脂肪蓄积,控制体重增加。这些作用的长期影响可以降低发生冠心病、脑卒中、2 型糖尿病和肿瘤的风险。

每个人的体质不同,所能承受的运动量和运动强度也不同。所以,每个人应该选择适合自己的运动项目和运动强度。每天的运动可以分为两部分:一部分是包括工作、出行和家务这些日常生活中消耗较多体力的活动;另一部分是体育锻炼活动。生活中的擦地、吸尘、带孩子、洗衣服、上下楼等日常活动都消耗体力,在工作、家务、外出途中也都有锻炼的机会,可养成利用这些机会尽量多活动的习惯。各种活动都可以换算成 1 千步的活动量:比如说骑自行车 7 分钟等于 1 千步;拖地 8 分钟等于 1 千步;

家务劳动 15 分钟等于 1 千步;中速游泳或慢跑 3 分钟等于 1 千步。建议每天生活出行加运动能达到 6 千步。如果身体条件允许,最好进行 30 分钟的中等强度运动。运动强度的控制可以根据心率来计算,中等强度运动后的即刻心率一般应达到 150－年龄(次/分);除了体质较好者,运动后心率不宜超过 170－年龄(次/分)。例如你是 40 岁,那么你运动时的心率应控制在 110～130 次/分钟之间。但对于老年人,这样的心率计算不一定适用,主要应根据自己的体质和运动中的感觉来控制运动强度。

此外,运动也要量力而行,循序渐进。有些人表面上看起来很健康,但是一些隐藏的疾患可能在运动时发作,造成伤害。所以,在计划锻炼前最好进行全面的健康检查,尤其是中老年人。而对于有冠心病、糖尿病、高血压、骨质疏松、骨关节病等患者参加锻炼时应咨询医生。如平常体力活动很少,开始锻炼时,可以设定一个较低水平的目标,如每天进行 15～20 分钟的锻炼,锻炼方式可选择步行、骑自行车等较轻松的方式,给自己足够的时间适应活动量的变化。随后再逐渐增加活动强度和时间。运动尤其贵在坚持,建议每周应锻炼 5 天以上,养成经常锻炼的习惯。

在日常运动中还要注意以下事项:每次锻炼前应先做些伸展、热身活动;根据天气和身体情况调整当天的运动量;运动后不要立即停止活动,应逐渐放松;日照强烈,出汗多时适量补充水和盐分;运动中出现持续加重的不适感觉,应停止活动,及时就医。

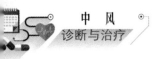

如何戒烟

　　人们常常认为吸烟和呼吸系统疾病的发生密切相关,而忽视了吸烟对心脑血管疾病的影响。长期吸烟者,发生脑卒中的风险是不吸烟者的 6 倍。平均每天吸烟 10 支,能使男性和女性心血管病病死率分别增加 18％和 31％。而戒烟 1 年,冠心病的风险下降 50％;戒烟 5～15 年,脑卒中的风险降到从不吸烟者的水平。因此,戒烟是降低心脑血管疾病风险的有效途径。

　　很多有过戒烟经历的人都体会到戒烟是一个痛苦的过程。这是因为吸烟者对烟草不仅仅是生理上的依赖,还有心理上的依赖。因此,吸烟者在实施戒烟前要做好充分的心理准备。戒烟一般需要经历 5 个阶段:戒烟前考虑、考虑戒烟、准备戒烟、采取戒烟行动、维持戒烟状态或复吸。在吸烟者已经做好了充分的戒烟准备,确实打算戒烟后,戒烟行动即可开始了。

　　(1) 判断吸烟者的烟瘾程度:可以通过以下的尼古丁依赖测试表进行自测(表 2)。

　　(2) 根据不同程度的烟瘾给予不同的戒烟方法:如果上述的评分在 6 分以下,说明吸烟者是以心理成瘾为主,一般可以通过自身的意志力予以戒除。戒烟者要拿走所有的香烟、打火机、火柴和烟灰缸。避免与以往的吸烟环境接触,拒绝别人的香烟。以其他活动(如运动、深呼吸、散步等)转移自己对香烟的向往。当烟瘾来时,可立即做深呼吸,或咀嚼无糖分的口香糖,尽量避

表 2　尼古丁依赖测试表

---

1. 早晨起床后多久吸第一支烟?
   5 分钟以内(3 分);6~30 分钟(2 分);31~60 分钟(1 分);1 小时以上(0 分)

2. 在禁烟的公共场所,如教室、图书馆、电影院等,你会不会因为不能吸烟而感到很难熬?
   是(1 分);不是(0 分)

3. 一天中,哪支烟通常是你最不愿意放弃的?
   早晨起床后第一支烟(1 分);其他(0 分)

4. 你每天的吸烟量是多少?
   ≤10 支(0 分);11~20 支(1 分);21~30 支(2 分);≥31 支(3 分)

5. 你在早晨起床后 1 小时内吸烟是否比在其他时间更频繁一些?
   是(1 分);不是(0 分)

6. 你生病卧床时,是否还吸烟?
   是(1 分);不是(0 分)

免用零食代替香烟。但这类吸烟者也会出现尼古丁戒断症状,如烦躁不安、情绪不稳、沮丧、注意力不集中、睡眠障碍等,但与生理成瘾严重的吸烟者相比,则要轻一些,因而克服起来相对容易。如果评分在 6 分以上,说明吸烟者是以生理成瘾为主,这时光靠毅力戒烟是不行的,必须给予药物辅助治疗。目前,主要有两种方法:尼古丁替代疗法与非尼古丁替代疗法。前者是以非烟草的形式、小剂量、安全性好的尼古丁制剂,取代烟草中的尼古丁,其所提供的尼古丁,小于抽烟所得,但足以减少戒断症状,在使用一段时间后,戒烟者尼古丁的摄取量逐渐减至最低,进而克服掉吸烟的习惯,达到戒烟成功的目的。常用的有尼古丁贴剂、尼古丁口胶剂、尼古丁喷鼻剂、尼古丁吸入剂,以及尼古丁舌下含片等。其中,以尼古丁贴剂的安全性和稳定性最好。尼古

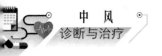
丁替代疗法是世界卫生组织推荐的戒烟手段。非尼古丁替代疗法使用的药物有安非他酮、伐尼克兰，由于不良反应较大，需要凭专业医生的处方使用。此外，一些研究还提示了中药、针灸在戒烟方面的有效性，但确切效果还有待于进一步论证。

（3）如何面对复吸：有研究表明，吸烟者中有 11.7% 的人是复吸者，而且复吸者的肺部损伤程度较一直吸烟者为重，原因有多方面：复吸者较其他吸烟者更易成瘾，复吸后其吸入香烟的数量更多，且每口烟的吸入程度更深等。但绝不能因为有复吸的可能，就放弃戒烟的努力。对于复吸者而言，可以回顾过去的戒烟经历，分析成功之处，以及导致失败的原因，并针对失败的原因提出解决方案。在做好充分心理准备后再次付诸行动，并牢记在任何时候开始戒烟都不算迟。

无论采用哪种戒烟方式，家人、朋友和社会团体的全力支持对吸烟者很重要。他们能够有效地督促吸烟者实施戒烟计划，并帮助其减轻身心所承受的压力。因此，大胆地把自己的戒烟计划告诉周围人，以获得他们的支持和监督。

脑卒中患者可以饮酒吗

尽管有研究报道，少量饮酒可能有利于高血压、冠心病的预防。但到目前为止，适量饮酒对心脑血管系统的保护作用及机制尚待进一步研究证实。长期大量饮酒，特别是烈性酒，会引起血压升高。这大大增加了出血性卒中的危险性。同时，长期大量饮酒可以使血液黏滞度增高,红细胞柔韧性降低,血小板聚集性增加,从而容易形成血栓;加之饮酒可影响脑循环调节,导致血流量降低,增加缺血性卒中的危险性。此外,饮酒可影响心血管,增加心脏负担,加重心肌缺血,诱发心肌梗死、心律失常,并可使心血管其他部位形成的血栓脱落,随血流进入脑循环,从而可能导致脑栓塞。因此,对于不饮酒者,不提倡少量饮酒来预防心脑血管疾病。而对有饮酒习惯的患者建议其戒酒或限制饮酒。此外,如要饮酒,最好是饮用低度酒(如啤酒、葡萄酒或黄酒),一般男性每日摄入酒精不超过 25 g,女性不超过 15 g,忌空腹饮酒,且不宜同时饮碳酸饮料。

脑卒中后可以喝咖啡或茶吗

咖啡和茶都以抗氧化的保健作用闻名并广受欢迎。所谓抗氧化就是通过清除体内自由基来保护人体减少氧化压力,从而延缓人体衰老及降低慢性疾病的发生率。大量研究表明,咖啡含有丰富的抗氧化物质,特别是氯原酸,相比许多食物的来源具有更高的生物利用率,更容易被机体吸收利用。而茶叶中则含有茶色素、维生素 B_1、维生素 B_{12}、维生素 C、维生素 PP、烟酸、蛋白质、氨基酸及多种微量元素等。茶色素可降低血总胆固醇,防止动脉粥样硬化与血栓形成;茶叶还可以使末梢血管扩张,并且有利尿作用,可以降低血压。

芬兰的一项针对男性烟民的大型研究发现,相对于那些不

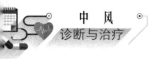

喝或较少饮茶或咖啡的人，每天饮用8杯或8杯以上咖啡的人患脑梗死的风险要低23%，而那些每天饮用2杯或2杯以上红茶者则要低21%。我国一项关于饮茶与脑卒中关系的流行病调查发现，饮茶与脑卒中患病间存在独立的负相关关系，多饮茶可能具有预防脑卒中作用，饮用不同种类的茶对预防脑卒中的作用可能不同。

在关注咖啡和茶优点的同时，也应该注意到，咖啡中含有大量的咖啡因，可能会导致心率加快、心脏收缩增强、血压增高，因此，对脑卒中患者不推荐长期饮用。同样，茶叶中也含有咖啡因，大量饮用过浓的茶会摄入过多的咖啡因，同样可以兴奋高级神经中枢，使心率加快，血压增高，也对脑卒中患者不利。

脑卒中患者如何进行情绪管理

有研究发现，普通人的一生中平均有3/10的时间处于情绪不佳状态，人们常常需要与那些愤怒、失落、压抑等消极情绪做斗争。消极情绪对健康有害，哈佛大学曾调查了1 600名心脏病患者，发现他们中经常焦虑、抑郁和脾气暴躁者所占比例比普通人高3倍。就脑卒中而言，长期性情急躁、精神紧张可使血压增高、血液凝固性增强，从而加速动脉粥样硬化和促进血栓形成。而突发的情绪激动，则有可能导致脑动脉瘤破裂引发脑出血，或由于严重的心律失常，导致原有的心脏附壁血栓脱落，引起脑栓塞。因此预防脑卒中也需要对情绪进行有效的管理。

所谓情绪管理是指一个人在情绪方面的管理能力。要管理好自己的情绪,首先就要了解自己的情绪。很多人在生气的时候,未必会察觉到自己在生气。因为当情绪起变化的时候,自身已经陷入情绪当中,无法自拔了。经常在事后,才察觉到"我刚才很生气"。因此,在有情绪反应的时候,除了注意到引起情绪变化的事件之外,可以试着分些注意力去体察自己"内心的情绪状态"。在了解了自己的情绪后,就要适当表达自己的情绪。不要一味地抱怨、责备,可以冷静地寻找一下消极情绪的原因。在了解自己情绪的同时,也要了解并且接纳别人的情绪,多从别人的立场去体会他的感受。随后以适宜的方式来疏解情绪,如找人诉苦、听音乐、散步、狠狠地打一场球等。此外,保证充足的睡眠,多与大自然亲近,经常运动锻炼,合理健康的饮食都有助于管理好自己的情绪。

高血压患者血压降得越低越好吗

近年来,我国高血压病患病率呈逐年上升趋势,至今已超2亿人。根据国家心血管病中心 2017 年发布的《全国高血压控制状况调查》显示,我国 18 岁及以上居民高血压患病率已高达 23.2%,但知晓率不及 50%,治疗率为 40.7%,控制率仅为 15.3%。

高血压是脑卒中最重要的危险因素。脑卒中发病率、死亡率的上升与血压升高有着十分密切的关系。研究显示,脑出血

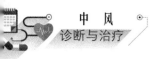
患者中,发病前有高血压病史的占 93%;脑梗死患者中,发病前有高血压病史的占 86%。在控制其他危险因素后,收缩压每升高 10 mmHg,脑卒中发病的相对危险增加 46%;舒张压每升高 5 mmHg,脑卒中发病的相对危险增加 46%。研究还证实,只要长期坚持有效控制血压,就可以显著减少脑卒中的发生率。有效降压治疗 2～3 年,可使脑卒中发生率和病死率减少 39%。因此,降压治疗对于预防脑卒中有着积极的意义。

一般正常的血压是收缩压低于 120 mmHg,舒张压低于 80 mmHg。18 岁以上的成年人,在未服降压药的情况下,经过至少 3 次不同日血压测量,均达到收缩压≥140 mmHg 和(或)舒张压≥90 mmHg,即可诊断为高血压。对于早期或轻症的患者,应该首先采用改变生活方式的治疗,包括戒烟、限酒、减轻体重、限制食盐摄入、减少膳食中的脂肪、适当增加体力活动、减轻精神压力等。如果通过 3 个月的改变生活方式治疗效果不佳者,应该加用药物治疗。目前有 5 类第一线降压药物:利尿剂、钙离子拮抗剂、β 受体阻滞剂、血管紧张素转换酶抑制剂和血管紧张素受体拮抗剂。应根据患者的不同情况选择不同的降压药物。

那么,血压要降到什么水平? 是降得越低越好么? 这是高血压患者通常会遇到的问题。对于一般高血压患者而言,降压的目标是收缩压低于 140 mmHg,舒张压低于 90 mmHg。而对于合并糖尿病、肾病或有早期肾功能轻度减退的患者应该把血压降到收缩压低于 130 mmHg,舒张压低于 80 mmHg。对于老年人可适当放宽上述的降压目标,收缩压降至 150 mmHg 以下即可,舒张压不要低于 70 mmHg。这是因为老年人均有不同程度的动脉硬化,偏高些的血压有利于心、脑、肾等脏器的血液供应。如果血压过低,可使脑部血流量降低,导致缺血性卒中的发生。此外,对冠心病的患者,血压过低,尤其是舒张压过低,可使冠状动脉灌注不足而产生心绞痛,甚至心肌梗死,所以舒张压一般不宜低于 70 mmHg。

此外,应该遵循逐步降压的原则,避免血压在短时间内迅速下降。也不可随意停药,而应按医生的建议增减降压药物。最好每天监测血压变化,至少每周测一次血压。通过长期、有规律的降压治疗,达到有效、平稳控制血压的目的。

糖尿病患者血糖应当控制在什么水平较为合理

糖尿病是脑卒中的重要危险因素。与非糖尿病患者相比,2 型糖尿病患者发生脑卒中的危险性增加 2 倍。有研究报道,糖化血红蛋白每增加 1%,脑卒中的风险增加 1.37 倍。因此,应重视对糖尿病的预防和控制。

对于有高血压、血脂异常、吸烟等心脑血管疾病危险因素的人应定期检测血糖,必要时可测定糖化血红蛋白和糖化血浆白蛋白。根据世界卫生组织 1999 年的糖尿病诊断标准,以下任何一种情况均可以诊断为糖尿病:具有典型的"三多一少"症状,即多饮、多食、多尿和体重减轻,同时空腹血糖≥7.0 mmol/L 或随机血糖≥11.1 mmol/L 或口服葡萄糖耐量试验 2 小时血糖≥

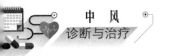

11.1 mmol/L。如果没有糖尿病的典型症状,则需要在另一天重复测定 1 次血糖,如达到上述标准,也可诊断为糖尿病。

一经确诊糖尿病,应该积极治疗。糖尿病患者应首先控制饮食、加强体育锻炼,2～3 个月血糖控制仍不满意者,应选用口服降糖药或使用胰岛素治疗。目前临床常用的口服降糖药有磺脲类、双胍类、葡萄糖苷酶抑制剂、噻唑烷二酮类和非磺脲胰岛素促分泌剂 DOP-4 抑制剂和 $SGLT_2$ 抑制剂。而另有一部分患者则需要胰岛素治疗。通常情况下,糖尿病综合控制要达到以下目标(表 3)。但严格控制血糖的弊端就是低血糖的风险增高,

表 3　中国 2 型糖尿病综合控制目标

指　标	目标值
血糖(mmol/L)[a]	
空腹	4.4～7.0
非空腹	<10.0
糖化血红蛋白(%)	<7.0
血压(mmHg)	<130/80
总胆固醇(mmol/L)	<4.5
高密度脂蛋白胆固醇(mmol/L)	
男性	>1.0
女性	>1.3
甘油三酯(mmol/L)	<1.7
低密度脂蛋白胆固醇(mmol/L)	
未合并动脉粥样硬化性心血管疾病	<2.6
合并动脉粥样硬化性心血管疾病	<1.8
体重指数(kg/m²)	<24.0

注:1 mmHg=0.133 kPa; a. 毛细血管血糖

低血糖时患者会出现心慌、出冷汗,甚至抽搐、昏迷等。轻度低血糖,只要适当进食即可很快恢复,不会对机体产生严重影响;但如果是严重低血糖,又没得到及时救治,则会给机体造成严重危害,甚至有生命危险。所以,对一些特殊人群,血糖控制目标可适当放宽。如对老年患者来说,其发生低血糖风险较大,而且容易发生"无症状性低血糖",患者可在没有明显低血糖先兆的情况下陷入昏迷状态。而且,老年糖尿病患者多合并动脉硬化及心脑血管病变,一旦发生低血糖可诱发脑卒中或心肌梗死。因此,老年患者只要空腹血糖不超过 8.0 mmol/L,餐后 2 小时血糖不超过 10.0 mmol/L 即可。此外,对于有严重慢性并发症的患者,或血糖波动大、频发低血糖的患者,或有晚期癌症的糖尿病患者,其血糖控制目标也应适当放宽。

糖尿病患者血糖监测也十分重要。血糖控制差或病情严重者每天要监测 4～5 次,病情稳定时可每周监测 1～2 次;开始使用胰岛素的患者每天至少监测 5 次,达到控制目标后每天监测 2～4 次。同时,建议患者选择不同的血糖监测时间,如空腹、餐后 2 小时或晚睡前,以便更全面地了解血糖情况。糖化血红蛋白反映了患者 2～3 个月的血糖控制情况,是长期血糖控制的重要监测指标。在治疗初期,患者应至少 3 个月检查 1 次,达到治疗目标后,可每 6 个月检查 1 次。

此外,糖尿病的治疗同样要持之以恒,不可擅自停用降糖药物。糖尿病患者还要定期进行糖尿病并发症的筛查,如眼底检查、视力评估、尿微量白蛋白测定、肌电图检查、心电图、心超检查等,以便及早发现,及时治疗。

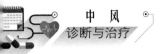

为什么抗血小板或抗凝治疗药物
可以预防脑卒中

　　抗血小板或抗凝治疗也是预防缺血性卒中的有效手段。在针对心房颤动抗凝治疗的研究中发现,华法林可使缺血性卒中发生率降低68％,病死率下降33％,复合终点事件(脑卒中、周围动脉栓塞、死亡)减少48％,而阿司匹林使缺血性卒中发生率降低36％。

　　抗血小板药物主要是通过抑制血小板聚集,从而降低血液高凝状态或高黏状态来预防脑卒中。抗凝药物则是通过阻断凝血过程来降低血栓的形成,以达到预防脑卒中的目的。

哪些患者需要抗血小板或抗凝治疗

　　多种类型的心脏病都与脑卒中密切相关。心脏病患者发生脑卒中的危险比无心脏病者高2倍以上。心房颤动(房颤)是脑卒中的一个非常重要的危险因素。非瓣膜病性房颤的患者每年发生脑卒中的危险性为3％～5％,大约占血栓栓塞性脑卒中的50％。其他类型心脏病包括扩张型心肌病、瓣膜性心脏病(如二尖瓣脱垂、心内膜炎和人工瓣膜)、先天性心脏病(如卵圆孔未闭、房间隔缺损、房间隔动脉瘤)等也对血栓栓塞性脑卒中的发生增加一定的危险性。据总体估计,缺血性卒中约有20%是心源性栓塞。所以这类患者需要抗血小板或抗凝治疗。其中心房颤动患者的抗血小板或抗凝治疗尤其重要。

此外,对于有多种脑卒中高危因素者,如高血压、糖尿病、颈动脉狭窄患者,也推荐使用抗血小板或抗凝药物治疗。

为什么不同患者要选择不同的抗血小板或抗凝药物

1. 根据患者不同情况选择不同的抗凝及抗栓药物

(1) 心房颤动患者的卒中防治

首先,所有的患者开始口服抗血小板或抗凝药物前,均应对抗凝治疗指征及风险进行评估。

2006年,美国心脏病学会、美国心脏学会和欧洲心脏病学会共同发布的心房颤动(房颤)指南中指出,应针对缺血性卒中的危险分层来选用抗血栓栓塞药物,在非瓣膜病房颤病人中,目前CHADS2评分系统是临床应用最为广泛的评估工具(表4)。随着CHADS2评分系统评分的增高,房颤患者发生缺血性脑卒中的风险逐渐增高,如无禁忌证,所有CHADS2评分≥2分,应长期口服抗凝药物治疗。若房颤患者CHADS2评分为1分,优先考虑抗凝治疗,也可应用阿司匹林治疗。CHADS2评分为0分时,一般无需抗栓治疗。

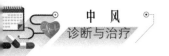

表 4　CHADS2 评分系统

危险因素	评分	危险因素	评分
心　衰	1	糖尿病	1
高血压	1	卒中或 TIA 历史	2
年龄＞75 岁	1	总　分	6

如果有条件者,可使用 CHA2DS2-VASC 评分系统进一步评估(表5)。如果 CHA2DS2-VASC 评分≥2 分,建议抗凝治疗。评分为 1 分,根据获益及风险衡量,可采用抗凝治疗,或阿司匹林治疗,或不用抗栓药物,优先选择抗凝治疗。如评分为 0 分时,不用抗栓治疗。年龄＜65 岁的孤立性房颤者,女性性别不作为危险因素。

表 5　CHA2DS2-VASC 评分系统

危险因素	评分	危险因素	评分
充血性心衰/左室收缩功能障碍	1	卒中/TIA/血栓栓塞史	2
高血压	1	年龄 65～74 岁	1
年龄＞75 岁	2	女　性	1
糖尿病	1	总　分	9

对于瓣膜心脏病性房颤,如风湿性瓣膜病变、机械瓣或生物瓣置换术后,或二尖瓣修复术后合并的房颤,具有明确的抗凝指征。

抗凝治疗可增加出血风险,因此在治疗前及治疗过程中还应注意对患者出血风险进行动态评估。

(2)非心源性栓塞性缺血性脑卒中或 TIA 患者:建议口服抗血小板药物而非抗凝药物预防脑卒中复发或心血管事件的发

生,不推荐长期联合应用阿司匹林及氯吡格雷。发病在 24 小时内,具有脑卒中高复发风险的急性非心源性 TIA 或轻型缺血性脑卒中患者,应及早给予阿司匹林联合氯吡格雷治疗 21 天,此后阿司匹林或氯吡格雷单用均可作为长期二级预防一线用药。发病 30 天内且伴有症状性颅内动脉重度狭窄(70%～99%)的缺血性脑卒中或 TIA 患者,应及早给予阿司匹林联合氯吡格雷治疗 90 天,此后阿司匹林或氯吡格雷单用均可作为长期二级预防一线用药。伴有主动脉弓粥样硬化斑块证据的缺血性脑卒中或 TIA 患者,推荐抗血小板药物及他汀类药物治疗。

2. 抗血小板药物

常见的抗血小板药物有阿司匹林、氯吡格雷和双嘧达莫。

(1) 阿司匹林通过抑制血小板环氧化酶,减少血栓素 A 的生成,从而阻抑血小板的聚集。其常见的不良反应有胃肠道反应、变态(过敏)反应和水杨酸反应。

(2) 氯吡格雷可选择性抑制二磷酸腺苷(ADP)与它的血小板受体结合及继发 ADP 介导的糖蛋白 Ⅱ b Ⅲ a 复合物的活化,从而抑制血小板聚集。主要不良反应是白细胞减少、胃肠道反应、皮肤黏膜出血、皮疹等。

目前,阿司匹林和氯吡格雷哪个效果更优,不同的研究有不同的结论。双嘧达莫大剂量时可引起恶心、呕吐、头痛,目前已较少应用。

3. 抗凝药物

常用的抗凝药物有肝素、低分子肝素、维生素 K 拮抗剂(华法林)、利伐沙班和达比加群酯。

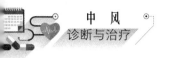

（1）肝素及低分子肝素，通过静脉或皮下给药，主要用于脑卒中的治疗。

（2）华法林则为口服药物，多用于脑卒中的预防治疗。用华法林抗凝治疗，应监测国际标准化比，使其控制在 2.0～3.0。出血是华法林最常见的、也是最严重的不良反应，最常见的是血尿，其次是消化道出血。此外，偶见皮疹和脱发。有活动性出血、血液系统疾病、近期手术史者为绝对禁忌证。

（3）利伐沙班和达比加群酯是新型的口服抗凝药物，分别为 Xa 抑制剂及直接凝血酶抑制剂，在大规模临床试验中，均证实疗效不劣于华法林，并且所有新型口服抗凝药物均明显减少颅内出血的发生，半衰期短，服用简单，不需要检测 INR，缺点是价格较昂贵，并且仅适用于具有危险因素的非瓣膜病心房颤动患者。

服用华法林的患者需要注意什么

（1）华法林出血危险与抗凝强度密切相关，因此，接受华法林治疗的患者必须经常监测凝血功能，根据国际标准化比（INR）调整华法林的剂量。不同患者使用华法林时的个体差异非常大，因此开始服用华法林时，最好每天监测 INR，并根据监测结果调整药物剂量，当 INR 达到目标范围后，可逐步减少检测次数，逐渐将检测间隔延长至 3 天、1 周、2 周甚至 4 周，并根据 INR 情况对药物剂量进行微调。

（2）一些食物和药物会对华法林的疗效产生影响。华法林是一种维生素 K 拮抗剂,而绿叶蔬菜、苜蓿、蛋黄、大豆油、鱼肝等食物富含维生素 K,会中和药物作用,因此每天饮食中摄入维生素 K 的量应尽量维持一致。有些药物会增强华法林抗凝作用,如阿司匹林、水杨酸钠、奎尼丁、吲哚美辛、保泰松、依他尼酸、甲苯磺丁脲、甲硝唑、别嘌醇、红霉素、氯霉素、某些氨基糖苷类抗生素、头孢菌素类、西咪替丁、氯贝丁酯、右旋甲状腺素、对乙酰氨基酚等。而一些药物则降低其抗凝作用,如苯妥英、巴比妥类、口服避孕药、雌激素、考来烯胺(消胆胺)、利福平、维生素 K 类、氯噻酮、螺内酯、扑米酮(扑痫酮)、皮质激素等。所以在使用上述药物时应调整华法林剂量。

(3) 如患者在用药期间出现齿龈不明原因大量出血、无诱因鼻出血不止、无外伤情况皮下瘀点、瘀斑,大便发黑、呕咖啡色液体等情况时,应立即就诊,由医生决定华法林是否需减量或停药。

(4) 用药期间还应注意避免剧烈运动及情绪波动,老年患者注意控制血压,避免外伤磕碰。

(5) 如患者在用药期间因为其他疾病需要进行血管造影、深静脉穿刺等有创检查或治疗甚至手术时,患者及家属应提前告诉经治医生服用华法林药物情况,必要时须停药至复查凝血功能正常或使用维生素 K 拮抗剂。

调脂药物治疗的目标如何

大量研究已经证实血清总胆固醇和低密度脂蛋白胆固醇升

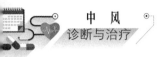

高、高密度脂蛋白胆固醇降低与心脑血管疾病有着密切的关系。血脂紊乱时,脂质可以在血管内皮沉积引起动脉粥样硬化,从而增加脑卒中的危险性。因此,调脂治疗对预防脑卒中的发生有着积极的意义。

目前常用的调脂药物有他汀类、贝特类、苯氧芳酸类、胆酸螯合剂类、烟酸及其衍生物,以前两种最为常见。调脂药物的选择应根据患者的血脂水平以及血脂异常的分型决定。单纯总胆固醇增高或以总胆固醇、低密度脂蛋白增高为主的混合型患者宜选用他汀类药物治疗,单纯甘油三酯增高或以甘油三酯增高为主的混合型患者宜选用贝特类药物治疗。由于调脂类药物有引起肝功能异常和发生肌纤维溶解症的副作用,所以在治疗过程中应定期随访肝肾功能、肌酶等。

调脂药物对不同的患者有不同的治疗目标。全面评价动脉粥样硬化心血管疾病(ASCVD)总体危险是防治血脂异常的必要前提,有助于确定血脂异常患者调脂治疗的决策。在进行危险评估时,已诊断 ASCVD 者直接列为极高危人群。符合如下条件之一者列为高危人群:①LDL-C≥4.9 mmol/L(190 mg/dl);②1.8 mmol/L(70 mg/dl)≤LDL-C<4.9 mmol/L(190 mg/dl)且年龄在 40 岁及以上的糖尿病患者。符合上述条件的极高危和高危人群不需要按危险因素个数进行 ASCVD 危险分层。不具有以上情况的个体,在考虑是否需要调脂治疗时,应按照下图的流程进行未来 10 年间 ASCVD 总体发病危险的评估。不同危险人群需要达到的 LDL-C、non-HDL-C 目标值不同(表6)。

符合下列任意条件者,可直接列为高危或极高危人群
极高危:ASCVD 患者
高危:(1) LDL-C≥4.9 mmol/L 或 TC≥7.2 mmol/L
　　　(2) 糖尿病患者 1.8 mmol/L≤LDL-C＜4.9 mmol/L(或)3.1 mmol/L≤
　　　　 TC＜7.2 mmol/L 且年龄≥40 岁

↓ 不符合者,评估 10 年 ASCVD 发病危险

危险因素 个数*	血清胆固醇水平分层(mmol/L)		
	3.1≤TC＜4.1(或) 1.8≤LDL-C＜2.6	4.1≤TC＜5.2(或) 2.6≤LDL-C＜3.4	5.2≤TC＜7.2(或) 3.4≤LDL-C＜4.9
无高血压 0～1 个	低危(＜5%)	低危(＜5%)	低危(＜5%)
2 个	低危(＜5%)	低危(＜5%)	中危(5%～9%)
3 个	低危(＜5%)	中危(5%～9%)	中危(5%～9%)
有高血压 0 个	低危(＜5%)	低危(＜5%)	低危(＜5%)
1 个	低危(＜5%)	中危(5%～9%)	中危(5%～9%)
2 个	中危(5%～9%)	高危(≥10%)	高危(≥10%)
3 个	高危(≥10%)	高危(≥10%)	高危(≥10%)

↓ ASCVD10 年发病危险为中危且年龄小于 55 岁者,评估余
生危险

具有以下任意 2 项及以上危险因素者,定义为高危:
◎ 收缩压≥160 mmHg 或舒张压≥100 mmHg　　◎ BMI≥28 kg/m²
◎ non-HDL-C≥5.2 mmol/L(200 mg/dl)　　　　◎ 吸烟
◎ HDL-C＜1.0 mmol/L(40 mg/dl)

　　注:*:包括吸烟、低 HDL-C 及男性≥45 岁或女性≥55 岁。慢性肾病
患者的危险评估及治疗请参见特殊人群血脂异常的治疗。ASCVD:动脉粥
样硬化性心血管疾病;TC:总胆固醇;LDL-C:低密度脂蛋白胆固醇;HDL-C:
高密度脂蛋白胆固醇;non-HDL-C:非高密度脂蛋白胆固醇;BMI:体重指数。
1 mmHg＝0.133 kPa

图 1　ASCVD 危险评估流程图

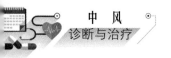
表6　不同 ASCVD 危险人群降 LDL-C/非-HDL-C 治疗达标值

危险等级	LDL-C	non-HDL-C
低危、中危	<3.4 mmol/L(130 mg/dl)	<4.1 mmol/L(160 mg/dl)
高危	<2.6 mmol/L(100 mg/dl)	<3.4 mmol/L(130 mg/dl)
极高危	<1.8 mmol/L(70 mg/dl)	<2.6 mmol/L(100 mg/dl)

注:ASCVD:动脉粥样硬化性心血管疾病;LDL-C:低密度脂蛋白胆固醇;non-HDL-C:非高密度脂蛋白胆固醇

对于血脂异常的治疗,药物固然重要,但治疗性生活方式改变是首要步骤,必须贯穿治疗的全过程。主要包括减少饱和脂肪酸和胆固醇的摄入、选择有利于降低低密度脂蛋白效果的食物,如植物甾醇和可溶性黏性纤维,戒烟、减轻体重、增加有规律的体力活动等。

如何预防脑卒中复发

脑卒中具有高患病率、高病死率、高致残率和高复发率的特点。在美国每年大约有 75 万人发生脑卒中;在接下来的 1 年里有 5%～14% 的患者复发;5 年中,24% 的女性患者和 41% 的男性患者复发。我国的统计资料显示,缺血性卒中 2 年内复发率为 15%～30%;5 年内复发率高达 20%～30%。因此,如何预防再次脑卒中不容忽视。

(1) 抗血小板或抗凝治疗:在首次脑卒中后,早期使用阿司匹林能显著降低脑卒中复发的风险,每天剂量以 50～150 mg 为宜。对阿司匹林不能耐受者,可选用氯吡格雷或噻氯匹定,但应避免联合应用氯吡格雷和阿司匹林,因为会增加出血的风险。而华法林常用于心房颤动、左室附壁血栓、风湿性二尖瓣膜疾病、机械瓣膜或生物膜置换术后等引起的心源性血栓的患者。接受华法林治疗的患者必须经常监测凝血功能,并且要了解绿叶蔬菜、苜蓿、蛋黄、大豆油、鱼肝等食物富含维生素 K,会中和药物作用。每天饮食中摄入维生素 K 的量尽量维持一致。

(2) 控制血压:高血压是最常见也是最容易控制的脑卒中危险因素。通常可以通过饮食控制、体育锻炼和药物控制血压。有多种药物可有效控制血压,常用的包括利尿剂、钙离子拮抗剂、β 受体阻滞剂、血管紧张素转换酶抑制剂和血管紧张素受体拮抗剂。降压治疗可以降低脑卒中的发生,它与降压药物的种类无关,而与血压降低的程度相关。在治疗过程中,可能需要多次调整治疗方案,这种情况非常多见,不必气馁,直到找到最合适的药物。一旦确定了合适的治疗方案,务必严格遵从医嘱。

(3) 监测血糖,治疗糖尿病:严格的血糖控制有助于降低糖尿病患者大小血管并发症的发生率,减少脑卒中的复发。严重高血糖的患者应首先采用胰岛素治疗,待血糖得到控制后,可根据病情重新制订治疗方案。单药控制血糖不满意者,可联合使用口服降糖药和胰岛素。有研究推荐,应将有缺血性卒中或短暂性脑缺血发作的糖尿病患者的血糖控制在接近正常水平,即空腹血糖<7 mmol/L,餐后 2 小时血糖<8 mmol/L,糖化血红蛋白应控制在≤7%。同时,加强饮食控制及体育锻炼,定期检测血糖水平,调整治疗方案。

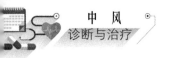

（4）治疗血脂异常：有研究表明，血清总胆固醇水平＞6.24 mmol/L（240 mg/dl），脑卒中复发的危险性增加。因此，在首次脑卒中发生后，需积极监控血脂水平，并进行饮食控制和药物治疗等干预措施，使患者的血脂水平稳定在理想范围内。除了生活方式改变、饮食调整外，推荐使用他汀类药物，一般应该将低密度脂蛋白控制在 2.6 mmol/L 以下，而极高危或多重危险因素患者应将低密度脂蛋白降至 1.8 mmol/L 以下。

（5）手术治疗：如果初次脑卒中是由于颈动脉狭窄所致，接受颈动脉内膜剥离术可有效降低再次脑卒中的发生率。手术中通过切除增厚的颈动脉内膜及斑块，恢复血流通畅。不宜行手术者可考虑颈动脉支架置入术。

（6）此外，积极鼓励患者戒烟，减少乙醇（酒精）摄入量，建议超重患者减肥。最好每周锻炼 3～4 次，每次 30 分钟。对于脑卒中或短暂性脑缺血发作的女性患者应该停止使用雌激素替代治疗。